医院全质量管理丛书

Modern Hospital
Intelligent Logistics Management

现代医院
智慧后勤管理实践

主　　编　陈　童　吴锦华　王　悍　刘　军

副 主 编　吕雯倩　李　群　李佳晨　沈　坚

执行主编　许　翔

审　　阅　王兴鹏

上海科学技术出版社

内 容 提 要

本书共 6 篇,提出了现代医院后勤管理的现状、问题及对策,介绍了现代医院在安全保障、成本管控、效率提升、廉政建设、人才梯队建设等方面的理论和实践,分享多院区后勤服务管理的经验,回顾展望智慧后勤的变革,提出智慧后勤建设的任务,包括基于大数据的后勤服务模式的探索、医院后勤风险预警预判人工智能研究等。本书是上海市第一人民医院智慧后勤管理经验的总结与分享。

图书在版编目（CIP）数据

现代医院智慧后勤管理实践 / 陈童等主编. -- 上海 ：
上海科学技术出版社, 2024. 9. --（医院全质量管理丛
书）. -- ISBN 978-7-5478-6750-1
Ⅰ. R197.32
中国国家版本馆CIP数据核字第202452XK09号

现代医院智慧后勤管理实践

Modern Hospital Intelligent Logistics Management

主　　编　陈　童　吴锦华　王　悍　刘　军
副 主 编　吕雯倩　李　群　李佳晨　沈　坚
执行主编　许　翔
审　　阅　王兴鹏

上海世纪出版（集团）有限公司
上 海 科 学 技 术 出 版 社　出版、发行
（上海市闵行区号景路 159 弄 A 座 9F - 10F）
邮政编码 201101　　www.sstp.cn
上海光扬印务有限公司印刷
开本 787×1092　1/16　印张 13.75
字数 220 千字
2024 年 9 月第 1 版　2024 年 9 月第 1 次印刷
ISBN 978 - 7 - 5478 - 6750 - 1/R · 3060
定价：98.00 元

编 委 会

主 编

陈 童 吴锦华 王 悍 刘 军

副主编

吕雯倩 李 群 李佳晨 沈 坚

执行主编

许 翔

编 委：（排名不分先后）

柏 松 杨 汛 陈 磊 吴明慧 严彩霞 周 磊
施 慧 陆辰铭 徐鑫磊 李 牧 吴 瑕 金思源
杨传架 夏逸伦 郭万茹 严文杰 徐俊涛 钱家栋
方 芳 陈 兰 常 健 蔡睿俊 成 城 韦 娜
金 晶 孙 翔 陈秀秀

序　言

智慧后勤：
智慧医院建设中的重要一环

医院后勤管理是保证医院医疗、教学、科研等业务顺利开展的基础，是智慧医院建设中重要的一环。医院后勤体系涉及医院基建、后勤设备、物资管理、能耗管理、安全保卫、环境卫生等多个学科和领域，工种多、业务面广、专业化程度高，其管理质量直接关系到医院的医疗、教学、科研等工作的正常运转和健康发展。

安全、效率、成本是医院后勤管理工作的核心。为提升管理能力，国内医院在后勤管理领域做了很多尝试。早期，医院的后勤管理多采取凭经验管理的模式；后来为进一步提高管理质量，提出了制度流程化和科学化管理的理念；随着电脑的普及和互联网的发展，后勤管理也逐步开始从人为管理向信息化管理转变。但总体而言，传统的医院后勤管理方式缺乏有效、足够的信息化技术支持，信息化在后勤工作中经常流于形式，医院后勤运转的总体效率偏低，阻碍了医院的高质量发展。

近年来，随着大数据、物联网技术以及人工智能的发展，"智慧后勤"应运而生。打造智慧化医院后勤，已成为医院高质量发展和建设智慧医院必须要走好的一步。智慧后勤通过运用先进的互联网、大数据、物联网、云计算、人工智能等技术手段，实现资源的高效配置、服务的智能化和管理的精细化，对提升医院的组织运营效率、降低成本、增强医院的竞争力等具有非常重要的意义。

在大数据时代，各家医院后勤管理更需要强调精细化和科学化，要充分利用信息化工具和方法，有效整合医院建设、医疗设备保养和维修、餐饮、保洁等后勤服务资源，优化服务流程，构建一站式后勤服务中心和保障体系，打造符合现代医院发展要求的智慧后勤体系。例如，通过楼宇自控系统为医院提供舒适的空调环境、高效的电梯运行以及智能照明系统，这样不仅能提高医院设施的运行效率，还能优化患者的就医体验。另外，通过物联网技术，医院还能够将各类医疗设备设施连接起来，实时进行数据采集，使之协同工作,实现对医疗设备设施的智能化监控和调度。

智慧后勤中的"智",指通过应用新设备、新技术,实现智能系统的互联互通、信息的无缝对接、有效信息的准确利用;智慧后勤中的"慧"则涉及人文范畴,指利用管理者、专家、技术人员以及用户的智慧,通过对大量数据和信息的分析、加工,优化医院后勤管理活动,提升人们对医院后勤服务的满意度,实现以人为本、汇人之慧、赋物以智、互促互补的结果。智慧后勤将推动医院后勤服务模式从传统的被动服务向主动服务转变,从简单的服务提供向综合解决方案转变,为广大医护人员、患者及家属带来更好的服务和体验!

智慧后勤建设作为智慧医院建设的一部分,同样离不开各方的支持。例如,医院需要明确数字化转型的具体目标,并给予必要的经济支持;要积极调整组织结构,培养具备数字化思维和技能的员工;关注现有后勤部门员工对新技术的接纳程度,通过培训和激励措施,消除他们对新技术的抗拒心理等。

需要说明的是,智慧后勤建设离不开对后勤管理体系的深刻理解。要了解现代医院后勤管理的现状、问题,思考相应的对策,学习现代医院后勤管理的理论体系;同时,还要掌握医院在安全保障、成本管控、效率提升、廉政建设、人才梯队建设等方面的理论和实践。只有如此,才能更好地发挥信息化的优势,做好医院智慧后勤建设和管理工作。另外,多院区建设是目前医院发展的一大趋势。应充分了解和认识多院区发展给后勤管理工作带来的挑战,让信息技术更好地服务于后勤管理,建设适应多院区格局的智慧后勤管理体系,助力医院高质量发展!

编委会

2024 年 8 月

目　　录

第五篇　智慧后勤变革

第六篇 智慧后勤建设任务

第一篇 | 现代医院后勤管理现状及问题

后勤管理是医院管理体系重要组成部分,也是医院诊疗工作高质量开展的重要保障之一。当下,医院转型进程加快,对后勤管理提出了更高要求。另外,后勤管理存在的问题越来越明显,需要对其进行重点关注,做好改革与优化,持续提升后勤管理质量水平,保障后勤管理具备的功能作用可以深入发挥。

第一章 现代医院后勤管理的内涵及特点

近年来,随着市场化发展进程逐步加快,医院之间竞争越来越激烈,如何提高医院服务质量,为患者提供高水平服务成为医院管理中的重要话题。后勤管理作为医院管理重要的组成部分,在这种背景下,也面临着极大的挑战与机遇,后勤管理中存在许多制约因素,成为影响后勤管理高质量开展的重点因素。必须要结合医院发展趋势,提升重视程度,健全后勤管理体系以及服务流程,助推后勤管理全面化、多方位开展,为广大患者以及医疗工作者提供高质量、高水平服务。

一、现代医院后勤管理内涵

医院后勤管理有狭义与广义之分,从狭义层面分析,后勤管理仅是指总务管理;从广义层面分析,后勤管理包括财务管理、总务管理以及医疗设备、建筑管理等。从狭义层面分析,医院后勤管理是指医院相关管理者结合患者、医疗活动以及医疗工作者后勤保障需求,针对后勤业务组织展开计划、引领、管理控制的历程,后勤业务包括但不局限于以下范围:水电等维修与供应;办公用品保管采购;供暖、制冷和维护;通信系统管控;配电控制、卫生保洁与环境绿化;消毒供应;营养食堂与普通医院食堂管理;医院安全保障;医院职工宿舍管理控制;医疗废物处理等。不同医院后勤运行管理控制模式有一定区别,对医院后勤管理的控制界限也各不相同,大部分现代医院会专门成立与设置后勤服务中心,并分散设置不同班组,协调配合落实后勤管理控制。下面以上海市第一人民医院(以下简称"上海一院")为例说明(图 1-1)。

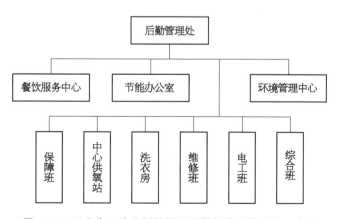

图 1-1 以上海一院为例的医院后勤保障系统结构示意图

无论是何种类型后勤服务运行模式,其核心宗旨都是以医院的治疗诊断服务为核心,为医院着手组织实施医疗工作提供合理、健康、迅速、贴心的服务以及医疗保障,最大程度、全方位改善与优化患者治疗空间环境、医院职工工作环境、休息空间。在维护与保障医院各项工作都无任何外在因素的干扰与影响前提下,对医院后勤保障实施科学合理管理控制,最大程度节省资源,减少运行成本消耗,提升医院综合效益。

二、现代医院后勤管理的特点

医院后勤管理除具有一般管理工作的基本特征之外,也有一定的特殊性,包括连续性、服务性、技术性以及计划性等特点。

(一)连续性

医院内部医疗服务是全天候不间断开展的,这也就需要后勤管理部门不间断、连续性提供服务保障,保障水电、冷暖以及饮食等各类资源能够正常、稳定供给。后勤管理人员需要 24 小时值班,在发生故障与失误等问题的情况下,及时前往现场并做好抢修,避免对医院运行产生影响。后勤工作人员需要与有关工作人员密切配合,24 小时保持联系,在遇到危机时,及时有序开展协调处理工作。

(二)服务性

医院后勤管理是指借助科学合理管理理念与方法手段,统筹调动与规划物力、人力、财力,为一线教学、医疗以及科研等提供后勤服务,包括医院能源、安全、环境、生活以及其他需求的综合、系统化服务,为一线工作开展提供保障和支撑,具备较强的服务性特征。如在遇到重大紧急救援问题时,需要后勤工作者高质量展开配合工作,保障与维护后勤物资供给水平,为前线提供全面、充足的物资保障,紧急情况下需要做到随叫随到。

(三)技术性

后勤保障工作类型十分复杂,难度相对较大,因而具备显著的技术性优势特征,对于后勤部门相关工作人员技术能力有较高的要求。例如:现代化医疗设备或器械的组成和结构较为精密、复杂,涉及多学科、多领域知识,后勤管理过程中,需要应用信息化工具或设备组织展开自动化管理,这对于后勤管理人员的技术能力要求较高。

(四)计划性

医院后勤工作范围广、较为烦琐,并且表现出紧迫性、急切性等特征,需要及时应对突发事件,保障不间断、实时性供给,满足患者与医院职工需求。对此,需要后勤部门高质量落实计划工作,事先规范合理制定应急预案,结合医院运行规律与需求,针对人员、物资进行有效调节配置,最大化保障服务质量。所以,医院后勤工作具备计划性特征,需要借助高效工具手段展开预测,结合预测结果合理应对各类事件。

医院后勤管理涉及范围较广,包括采购、水电、动力、维修、环保、饮食、资产等多项管理工作,几乎覆盖了医院发展运营的方方面面,既是保障医院医疗质量、提高服务水平的重要基础,也是促进教学、科研等活动顺利开展的必要条件。

近年来,我国人民群众健康意识逐渐提升,医疗行业为了充分满足人们日益增长的医疗需求,不断加快自身改革、升级的速度。但结合实践来看,大部分医院都将改革重点放在临床研究方面,很少给予后勤管理相应的重视,导致后勤改革与临床改革相差甚远。对此,需要医院及时总结后勤改革存在的问题和风险,并采取有效措施改进,进而充分发挥后勤管理在医院营运发展中的重要作用。

第二章 现代医院后勤管理亟待完善

一、对后勤管理重要性认识不足

公立医院作为主要且关键的医疗卫生机构,其职责与任务就是为广大患者提供高水平、优质的医疗卫生服务。但是优质高效的医疗服务不仅依靠医院职工,而是涉及各个方面,其中后勤管理是重要组成部分,后勤管理质量与水平高低对医疗服务质量将会产生直接的影响。当前,在医院后勤管理过程中,存在对医疗服务认识不到位等问题,不少人认为单纯依靠某个部门或医生个人就可高质量落实医疗服务,对后勤管理重要性认识不足,对后勤管理专业性了解不到位,各个部门难以有效配合后勤管理并实施医疗服务,影响后勤管理改革有序实施以及医疗服务水平的提升。近年来,伴随经济飞速发展,人们的生活质量持续提升,对于医院也提出了更高要求,不仅需要拥有较高医疗水平,还需要提供良好保障服务,包括舒适的看病环境以及良好的医疗设备使用体验等,这也使得医院后勤管理工作的重要性不断增加,必须对其进行高度关注。

二、后勤管理制度不合理、流于形式

后勤管理制度是医院后勤工作深入、系统化落实的基础保障,也是影响后勤管理质量的关键因素。后勤管理是医院各项业务活动顺利开展的重要前提和基本保障。一些医院后勤管理存在杂乱无章的现象,导致工作人员管理效率不高,并且政策内容严重缺乏科学性和严谨性。另外,由于管理制度存在漏洞,导致制度原本具备的约束性和权威性被大幅度削弱,很难发挥规范管理人员行为的作用,并且很多工作出现无据可依、无章可循的局面,管理人员只能根据工作经验处理。

总体而言,现阶段医院后勤管理制度还存在不够完善、实施难度较高等问题。第一,后勤管理制度十分宽泛,界定不够清晰,例如:后勤管理部门在制定规章、机制时,常使用一些有着较高的概括性、含义较为模糊的词语,导致后勤工作人员难以明确其定义并对其有精准的理解。第二,规章或机制的规范性、严谨性不强。后勤部门中有些管理控制机制仅存在于口头上,并未严格、规范地结合制度制定专门的流程,这对后勤工作人员行为也难以起到高效有序的指导与规范作用。部分制度单纯局限在部门内部,从整体方面分析,规章机制之间协调性有一定欠缺,在制定时期并未从整体、全面角度考虑,部门之间制度系统性与衔接程度欠缺。第三,制度落实难度相对较高,在管理制度实施时期,许多一线工作人员对管理制度实施存在不认同态度,对工作量增加较为抵触,影响管理制度实施的效果。而医院在推进许多管理制度时,对管理文化建设有所忽视。后勤管理的基础是人,要求每个人都能够精益求精,进而让医院的竞争力提高;若文化建设落后或不当,可能会造成后勤工作人员,特别是一线人员对精细化管理理念的参与度、认识度不够。

三、后勤成本管理质量有待提升

成本管理是后勤管理最主要的任务。一是当前后勤整体服务流程欠缺,医院后勤部门以及后勤科室较为分散,缺乏优异的合作能力。即便在相同部门,不同事务以及工作环节之间也存在合作流程不够清晰、不同事务之间反馈、衔接与协作欠缺等问题,甚至发生合作障碍,使得后勤事务工作质量以及对接效率下降,物资的应用、处理与管理等出现问题,导致后勤成本管理难以有序、深入落实,成本管理质量降低。例如:部分物资的申请与领用主要由设备物资科进行管理,但是这一物资的维修与安装则是总务科的管理任务,临床科室在应用过程中,需要先组织展开设备物资申领,之后再与总务科联系展开安装。如果临床科室对相关流程并不清楚,可能会直接联系总务科展开设备安装,这样不仅会浪费人力资源,还会造成后勤服务效率以及患者临床满意度降低。二是节能工作落实不合理。医院各类设备未组织展开节能改造与处理,能源消耗相对较大,且员工节能管理意识欠缺,设备在不使用时仍可能照常运转,增加医院运营开支。

尤其在成本核算方面,当前依然存在诸多问题亟待解决,具体地说:第一,缺乏主观认识。很多医院认为成本核算工作需要由财务部门全权负责,与其他部门关系不大。实则不然,成本核算本身具有全员性、全局性、全过程特点,只有各部门相互协作,才能够发挥其作用和价值。众所周知,成本核算关系到医院后勤管理方方面面,对工作人员技术水平要求较高,加上工作范围较广、工作内容复杂,所以如果仅依靠财务部门处理,会延长核算周期。另外,成本核算的主要目的是降低后勤管理成本,只有所有后勤员工参与其中,才能够保障核算工作有条不紊地进行,进而达到节约成本的目标。第二,部分人员将奖金与成本核算画等号。医院后勤部门部分工作人员之所以参与成本核算工作,是想要在确定收支的同时,计算出奖金发放数额。虽然这种方式能够提高工作人员参与成本核算工作的积极性,有效降低后勤管理成本,同时减少资源的不必要消耗和浪费,但并没有充分发挥成本核算实现医院效益最大化的作用。发放奖金虽然能够调动员工积极性,但并不能作为医院成本核算的主要目的,如此容易导致后勤部门为了节约成本以次充好、偷工减料,进而影响成本核算有效性。第三,忽视差异,重视统一。由于医院不同部门的工作职责、工作内容不尽相同,所以成本核算也存在较大差异性。但由于成本核算和员工薪资分配存在密切联系,使得很多员工认为成本核算必须按照统一标准操作,忽视了各部门之间的差异性。也正是因为医院成本核算存在以上问题,导致成本管理效果不佳。尤其在医院就诊人数大幅度增加的背景下，医院成本核算难度也进一步加大，需要医院及时采取措施解决以上问题，有效提高成本管理水平。

四、缺乏完善的后勤社会化管理制度

在医院后勤管理工作中，社会化管理是一项重要内容，可以有效促进医院后勤管理的发展。但是，建立完善的医院后勤社会化管理制度并非易事。医院后勤服务的内容比较多，在进行社会化服务的过程中，需要涉及很多方面，如医院和政府的关系、政府和企业之间的关系等。另外，社会化管理过程中需要面对许多不确定因素。

目前，我国医院后勤社会化管理工作还不完善，医院后勤管理中存在的许多问题都与缺乏完善的社会化管理制度有关。例如，很多医院在进行后勤改革的过程中缺乏相应的监督和规范，导致很多改革措施并不能真正落实。在医院后勤改革的过程中，部分医院虽然建立了完善的监督机制和奖惩机制，但是由于没有将奖惩机制与考核机制有效结合起来，导致很多医生和其他员工对于后勤改革并不积极。另外，部分医院后勤管理工作人员并不能认真执行相关政策和法规，导致部分员工在进行后勤改革过程中存在一定的违规现象。由于缺乏完善的社会化管理制度和监督机制，一些医院后勤管理工作人员会在改革过程中进行违规操作，甚至出现贪污腐败现象，严重影响了我国医疗事业的发展。

五、后勤管理信息化系统建设有待完善

为全方位提升医院整体运营质量和水平，信息化管理系统已经逐渐引入到我国公立医院内部，各个部门工作被集中归纳到系统当中，展开统一处理与管理。但是总体而言，公立医院规模相对较大，现行的信息化管理系统更多参考国内外其他医院的模式或经验，具备较高的适用性，但缺乏特点，并未依托本医院自身特点进行改革，运行时有一定的缺陷。一是后勤管理信息系统流程较为复杂多变，缺乏科学性、合理性规划，系统操作界面不友好，要长时间、全面使用才可熟练掌握相关操作，这也导致部分工作者望而却步。二是现行的信息化系统，在信息共享与传递层面存在一定问题，后勤管理信息并没有与医院其他各类专业系统全方位整合，如与财务系统、人事系统整合程度较低。在组织展开成本核算过程中难以快速、及时借助系统展开对接操作，可能会出现不一致的问题，影响财务成本管理。同时，后勤物资调配情况难以及时有效地在系统中反映出来，无法真实展示不同部门物资成本管控和使用情况，费用核算可能会出现误差等。

六、后勤工作人员能力有待提升

管理人员作为公立医院后勤管理工作的执行者，其专业能力和综合素质能够直接

影响管理效果,普遍存在以下问题:第一,医学知识缺乏。医院为了节约人力成本,在后勤管理人员招聘方面降低选拔标准,导致很多非专业出身,并且缺乏管理经验的人员进入管理岗位。加上医院内部缺乏系统性培训教育系统,导致后勤管理人员专业技术水平较低,在实际工作中时常出现力不从心的局面。第二,设备维修人才缺乏。医院想要提高服务质量和医疗水平,就要引入各种先进医疗设备。但医疗设备在投入运行后,不可避免会发生故障,这也对设备维修管理提出较高要求,需要维修人员具备丰富的工作经验,熟悉不同设备运行原理。但结合实际情况来看,由于医院设备种类丰富,故障原因复杂,导致维修人员很难凭借自身能力解决问题,需要另聘请其他专家处理故障,这也在一定程度上加大了设备维修成本。第三,后勤人员继续教育不到位。一些医院人才培训教育体系落后,加上缺乏对员工继续教育的重视程度,导致很多后勤管理人员不熟悉后勤服务相关知识,严重缺乏后勤服务技能。在医院新技术、新设备引入规模逐渐扩大的同时,后勤管理人员工作也面临更大挑战,对后勤管理人员进行继续教育迫在眉睫。

从人力资源的角度讲,后勤人力资源整体规划力度欠缺,人才培养与管理存在放任自由的情况。一是虽然鼓励与支持后勤工作人员主动参加继续教育,持续提升职称以及学历水平,但在后勤管理技能培训上,缺乏整体统一的规划和培养平台,后勤工作人员能力水平难以有序提升,可能会存在无法适应新时代以及全新发展环境的情况。二是绩效考核内容不完善。绩效考核内容是高质量落实绩效考核的基础保障。现阶段,医院对后勤管理人员绩效考核的内容有一定欠缺,定性考核相对较多、定量考核较少,如针对出勤率,主要调查后勤人员月缺勤率以及出勤时间等,工作量与技术性指标有所欠缺,可能导致工作人员将重点放在出勤率上。与此同时,由于后勤管理缺乏激励政策,后勤人员参与后勤管理工作的积极性不高,这也是导致后勤管理人员安于现状、思维懒惰、消极怠工的主要原因之一,具体体现在服务意识较低、服务能力较差、出现问题互相推诿等方面。另外,医院虽然组建了单独的后勤部门,但组织构架缺乏完整性,很多一线事务需要由临时工完成,由于临时工流失率较高,导致工作协调性和连续性不足。并且管理人员思维陈旧,管理思想跟不上时代发展,导致管理效果不尽理想。

七、重点环节的管理缺失

公立医院后勤部门的主要职责是为临床一线提供服务,其工作内容复杂烦琐,几乎覆盖了医院发展的方方面面,以下将重点分析后勤管理在门诊、维修、物资采购等工作流程中存在的问题:第一,门诊服务管理方面,公立医院在门诊服务过程中缺乏规范患者行为、引导患者就医的标准化流程,导致挂号窗口聚集大量人员。第二,维修服务管理方面,医院面向患者提供医疗服务时,离不开各种医疗设备的支持,但如果医疗设备发生故障,则会严重影响临床治疗的及时性。通常情况下,医疗设备故障需要根据实际情况判断由谁维修,而后通知相应的维修组,各维修组相互推诿的问题需要综合协调。第三,物资采购管理方面,在公立医院发展规模不断扩大、业务类型逐渐增多的背景下,各部门物资采购需求也随之增长,由于后勤部门缺乏科学合理的采购制度,导致采购过程随意性大,经常出现物资重复采购、过量采购等问题,不仅加大采购成本,还会造成严重的物资浪费。

八、资源调配不够合理

现代化医院对各类资源调配的要求往往更加严格。但是目前还有一些现代化医院对资源的调配不够合理与完善。首先,资源分配不合理可能导致医院物资的供应无法满足需求。例如,医疗设备、药品、医用耗材等可能出现紧缺现象,影响医疗服务的正常运行。其次,资源调配不合理可能导致人力资源分配的不均衡。某些科室或岗位可能人手过剩,而另一些科室或岗位则可能人手不足。这会影响医院内部的协调与运转,导致工作效率低下。再次,资源调配不合理可导致在医院内部,某些设施设备得不到充分利用,或存在闲置现象。这会增加医院的经济成本,并且可能限制医疗服务的提供能力。最后,资源调配不合理可能导致医院内部的工作流程不顺畅。例如,患者就诊流程长,等候时间过长,预约和挂号系统混乱等。这会给患者带来不便,也会影响医院的服务质量和效率。

九、传统医院后勤管理制度的制约

目前,我国大部分医院后勤管理模式还停留在传统模式阶段,采用了"大锅饭"的用工模式,人员管理制度不完善,管理人员缺乏动力,导致了后勤工作效率低下;医院后勤管理制度不完善,对后勤人员缺乏有效的激励机制,使后勤管理人员缺乏工作动力和积极性;医院后勤管理制度不完善,对后勤工作缺乏有效的监督机制,使后勤管理人员缺乏自律意识。在现代医院建设和发展中,传统医院后勤管理制度已经无法适应现代医院发展的需要。

为了更好地适应现代医院发展需要,要改变传统的医院后勤管理模式,建立现代化的医院后勤管理制度。当前我国部分医院已经开始尝试进行后勤管理体制改革,将传统的以人为中心的粗放型管理转变为以质量为中心的精细化管理。通过引进先进的人力资源管理理念、采用科学的人力资源分配方式、建立科学合理的绩效考核制度等方式,建立了现代医院人力资源管理新模式。例如某些医院就建立了"薪酬绩效委员会"和"员工绩效考评委员会"等机构。通过改革医院人事制度,使医院后勤部门具有了活力和动力;通过建立科学合理的绩效考核制度,使后勤部门有了工作目标和工作方向;通过科学合理的薪酬分配制度,使员工有了自我发展和自我约束的动力。

第二篇 | 现代医院后勤管理的理论体系及对策

现代医院后勤管理是指在医院运行中，通过科学的方法和策略来规范、优化和有效管理各项后勤服务和支持工作。本篇旨在探讨现代医院后勤管理的理论体系，并提出相应的建议和思考。

第一章　构建现代化医院后勤管理体系的意义

一、维护医院环境稳定

首先,加强医院后勤管理之后,能够对各类设备定期完成维护管控。现代化医疗设备是医院正常运转的重要保障,加强后勤管理可以确保设备的正常运行、定期检修和及时维修,提高设备的可靠性和持久性。其次,后勤管理也包括卫生,而加强清洁卫生管理能够改善医院的卫生水平。医院是重要的公共场所,保持医院清洁卫生对于患者健康至关重要。加强后勤管理可以建立科学合理的清洁工作制度,保障医院各个区域的定期清洁、消毒和垃圾处理,有效防止交叉感染和疾病传播。再次,后勤也包括绿化等工作内容,良好的绿化环境不仅可以改善医院的整体形象,还有助于患者和员工的身心健康。通过加强后勤管理,可以规划合理的绿化布局、加强对绿化植物的养护和管理,营造宜人的工作和治疗环境。最后,后勤管理也可以对资源完成管控,医院是一个复杂的组织,需要合理管理各种资源,包括人力资源、物资资源和财务资源等。通过加强后勤管理,建立科学的资源调配机制,保障医院运营的稳定性和高效性。

二、实现后勤集约化管理

医院后勤管理得到加强与改进,对于医院的后勤集约化管控具有非常重要的意义。而这一工作具体包括以下几方面:现代化医院后勤管理可以通过合理规划和统筹利用资源,包括人力、物资、设备等,使其得到最大程度的发挥。通过科学管理和流程优化,减少资源浪费,提高效率。同时,后勤集约化管理注重成本控制,通过规范采购流程、优化库存管理以及节约能源等方式,有效降低运营成本,提高经济效益。除此之外,现代化医院后勤管理通过改善服务流程、提高工作效率和减少错误率等手段,能够提升后勤服务的质量和水平。例如,优化患者就餐服务、提供更加舒适和安全的环境等,提高患者满意度和医疗质量。另外,现代化医院后勤管理注重信息化建设,利用先进的信息技术手段,如电子医疗记录、智能设备监控等,实现后勤管理的数字化、自动化和智能化,提高工作效率和管理水平。最后,现代化医院后勤管理还强调风险管理和应急响应能力的提升。通过建立健全的安全制度和培训机制,加强设备维护和定期检查,提高应对突发事件和灾害的能力,保障患者和员工的安全。

三、提高医院工作效率

医院后勤管理工作涉及内容相对较多,并且较为复杂,例如设备与物资管理,合理的设备和物资管理能够确保医院所需设备和物资的充足供应,减少因缺乏必要资源而造成的工作中断和延误。这包括对设备的维修保养管理、耗材和药品的库存管理等。再比如信息化管理,通过数字化技术和信息系统的应用,可以实现医院各个部门之间的无缝协同和信息共享,提高工作效率和准确性。例如,电子病历和电子医嘱的使用可以简化操作流程,提高医生和护士的工作效率。还包括人力资源管理,有效的人力资源管理是提高医院工作效率的重要方面。这包括合理的人员配置、培训计划和人员激励机制的建立,以确保医护人员在岗位上发挥最佳水平,并提高团队合作和沟通效率。同时,也需要开展设施与环境管理,良好的设施和环境管理有助于提供一个安全、舒适和高效的工作环境。这涉及医院内部空间规划、设施设备的科学布局和维护、清洁和消毒等工作,可以提高员工的工作效率和工作满意度。最后,还需要进行应急管理,建立完善的应急管理机制可以使医院在紧急情况下能够快速响应和处置,减少工作中断和影响。这包括灾害演练、资源储备、危机通信系统等方面的管理。

第二章 构建现代化医院后勤管理体制的关键要素

一、企业化运营

改革后勤的目标是考虑到医院工作需求，并从机制上解决后勤管理问题，充分发挥每位员工的价值。为了实现现代化医院后勤管理的目标，还需要进一步完善体制和机制。具体而言，在建立现代化后勤管理体制时，后勤部门应积极履行义务和责任，按照规定进行各项工作，并建立完善的绩效考核机制。

首先，明确的分工对于后勤管理至关重要。通过明确每个人的职责和任务，可以避免工作重叠和责任模糊。每个员工都应该清楚自己在后勤管理中扮演着什么角色，以便更好地协调合作，提高工作效率。其次，进行独立核算可以更加精确地掌握后勤资源的使用情况。通过对物资、财务等方面的独立核算，可以及时了解成本情况和资源利用效率，进而做出相应的优化和调整，实现资源的合理配置和节约使用。再次，明晰责权关系可以确保后勤管理的顺畅进行。各级管理者和员工之间应建立清晰的责任链和权力关系，有明确的汇报和沟通渠道。这样可以避免管理层面的混乱和决策失误，提高工作效率和响应速度。

除此之外，在现代化后勤管理中，还要建立完善的绩效考核机制。通过科学、公正地评估员工的工作表现，激发后勤工作者的积极性和创造力。同时，将企业和个人的利益关联起来，让每个员工都能够从中受益，进而推动整个后勤管理团队的共同发展。

为了适应市场经济竞争，医院后勤改革采取了多种机制来进行调整。作为为社会提供服务的机构，医院需要重视服务工作，并投入更多资源和精力来满足患者的医疗需求，以确保医院能够在竞争中立足。在建设现代化医院后勤管理体制时，需要将其与医院的实际运营有机地结合起来，以实现后勤体系与医院运营的协调，通过积极支持后勤体系的发挥，推动医院实现更好的发展。

现代化医院后勤管理是一项需要明确且广泛改革的任务，它牵涉医院各个部门，并需得到社会和政府的支持。为了建立现代化医院后勤管理体制，需充分利用各类资源，重点强调管理工作的法律效应，如财务和人事整顿。同时，还需进行后续的监督和管理，以确保该体制能够平稳运行。

二、因地制宜开展后勤管理

首先，根据当地的人才情况和医疗需求，合理配置医院人力资源。可以通过培养和引进医疗专业人才,满足当地医疗服务的需要。其次,考虑当地医疗资源和经济状况,合理规划医院的设备设施建设。在有限的资源下,优先建设和更新最需要的医疗设备,以提高诊疗水平和服务质量。再次,结合当地的医疗需求和文化背景,制定适应地方情况的医疗服务模式。例如,在农村地区可以推行家庭医生制度,提供基层医疗服务;在城市地区可以发展专科医疗机构,提供更专业的治疗和手术服务。除此之外,根据当地的药品需求和供应情况,量身定制医药采购和配送政策。确保基本药物和急需药品的供应稳定性,并加强药品质量监管,以保障患者用药安全。最后,推动医院信息化建设,实现电子病历、医技系统、药房管理等的互联互通。这样可以提高医疗服务的效率和质量,方便医生和患者共享医疗资源。

三、整体化管理

后勤管理的整体化可以从 5 个方面考量。

第一,对医院后勤管理进行全面分析和规划,包括人力资源、设备设施、物资采购、运输和仓储等各个方面。第二,在各个后勤管理部门和岗位之间建立联系和沟通机制,促进各部门之间的协作和协调。例如,通过定期会议、信息共享平台或者工作流程优化等方式,提高内部沟通效率。第三,利用信息技术手段实现后勤管理的数字化和自动化。例如,采用物资管理系统、设备设施维护系统和人力资源管理系统等软件,提高信息共享和数据处理效率。第四,对后勤管理流程进行优化和规范化,确保各项工作能够按照合理的流程进行,并进行资源的科学配置。通过合理的排班安排、库存控制和仓储优化等手段,提高资源利用效率。第五,设立监督部门或岗位职责,对后勤管理工作进行监督和考核。确保各项管理工作按照规定的标准和要求进行,并及时发现和解决问题。

第三章　构建现代化医院后勤管理体制思路

一、实现医院后勤管理的社会化

医院后勤管理工作的社会化,是指医院后勤保障服务工作从传统的医院内部的一个部门,发展为一个独立的经营实体,从医院的内部管理中分离出来,通过市场运作,实现社会化服务。这是现代医疗体制改革的必然趋势。目前,许多医院已将后勤工作推向市场,由原来单纯为医院服务,转变为为患者及社会提供全方位、多层次、多形式的服务。有的医院还成立了后勤服务公司,从过去医院自己办后勤到现在由公司承包后勤保障服务项目。这种改革有利于降低成本,提高效率,减轻后勤人员的工作压力。同时也使后勤管理由过去单纯依靠行政手段管理转变为通过市场竞争手段进行管理。这是对传统观念的一种突破。

二、建立合理的后勤管理制度

现代医院的后勤管理制度,不能仅停留在对后勤工作人员进行简单的安全教育、卫生教育和培训上,更应重视对他们的思想道德、职业道德、经营管理能力的培养,在此基础上制定出符合医院实际情况的科学合理的后勤管理制度。健全、完善的管理制度是实行有效管理的重要保障,也是搞好后勤工作、提高服务质量的重要保障。第一,要建立和健全医院后勤工作组织体系和规章制度,以保障后勤各项工作有组织地进行。第二,要制定切实可行的实施方案和实施步骤。实行目标责任制,按科室和个人划分任务,明确责任,制定奖惩措施。第三,要严格执行有关规章制度。做到有章必循、违章必究、不循则惩、不究则教。第四,要经常进行检查评比,增强职工的责任心和荣誉感。第五,要加强与各部门之间的沟通与联系,使各部门密切配合,搞好后勤工作。第六,要加强对后勤人员的业务培训和技术练兵工作。为了更好地促进医院后勤管理制度的建设和完善,医院应不断加大对后勤人员的培训力度,提高他们的思想政治素质和业务素质。同时也可以通过这些培训使后勤人员与医院管理体制改革相适应。

三、加强医院后勤管理的成本核算

医院后勤工作的管理与服务水平和质量的高低,与成本控制有着密切的关系。加强成本核算,是提高后勤管理水平和后勤服务质量,促进医院后勤工作科学管理、规范管理的重要手段。根据医院后勤保障工作特点,在加强成本控制时要注重以下几点:首先,在医院后勤服务质量标准中明确规定各项服务的工作指标、质量标准和服务承诺,使其服务水平有章可循。其次,加强后勤成本控制要注重以下几个方面:一是严格按照国家有关规定、标准和操作规程,制定各种服务项目的操作程序和质量要求。二是建立健全各项规章制度和岗位责任制。三是对各项支出要按规定列入预算,并严格控制开支范围和标准。四是建立健全内部稽核制度,实行定期检查制度。五是严格执行费用审批制度,大额支出要经过集体研究讨论。

四、增加对后勤工作的重视程度

后勤工作是医院工作的重要组成部分,对保障医疗安全、提高医疗质量、降低医疗成本、节约能源消耗、改善职工生活条件具有十分重要的作用,必须要给予高度重视。各级医院要把后勤管理工作摆上重要位置,建立健全有关规章制度,并不断完善。

具体地说,需要从以下几个方面入手:首先,需要重视后勤人员的选拔和培养,建立一支政治素质好、业务水平高的后勤管理队伍。其次,在这一过程中必须要加大经费投入,建立后勤保障体系,完善各项规章制度,实现科学化、规范化管理。再次,开展工作期间,需要强化医院领导的服务意识,大力倡导"以患者为中心"的服务理念,积极为患者提供优质服务。另外,对于医院后勤职工的职业道德教育和岗位培训也需要积极开展,提高职工的综合素质。除此之外,还需要树立现代医院管理理念,加强医院后勤管理人员和服务人员的业务培训和岗位练兵,提高服务水平和专业技能。同时,也需要积极推进后勤服务社会化改革进程。通过对外招标或直接委托等形式进行承包经营,不断提高后勤管理水平。最后,要加大后勤工作投入力度。按照"以人为本"的原则,在财力、物力上给予支持和保障,从而保障医院各项工作顺利进行。

五、提高后勤队伍整体素质

随着新技术的不断发展,新设备、新材料不断涌现,对后勤队伍的整体素质提出了更高的要求。一支高素质的后勤队伍是搞好医院后勤保障工作的重要保障,因此,必须大力加强后勤队伍建设,全面提高后勤队伍整体素质。要加强思想政治工作,教育职工爱岗敬业、无私奉献;加强业务知识培训,不断提高服务水平;要积极推行医院后勤岗位责任制,落实岗位职责;要充分发挥工会、共青团、妇委会等群众组织的作用,促进各项工作顺利开展;要认真做好退休职工的服务工作;要关心职工生活,积极为职工排忧解难。只有不断提高后勤队伍的整体素质,才能适应新形势下医院后勤工作发展的需要,才能更好地为医疗卫生事业服务。

六、引入社会化管理机制

在后勤社会化管理中,应遵循社会化、专业化、市场化的原则,逐步实现后勤服务工作从传统模式向现代模式的转变。在当前条件下,可先由医院自己经营管理一部分后勤业务,使医院的后勤管理逐步从繁重、冗杂、低效、不适应市场竞争的传统模式中解放出来。同时,可以充分发挥社会化管理机制的优势,降低运营成本,提高服务质量,使医院后勤逐步走向市场。

例如,可将医院内部水电供应、餐饮服务等工作外包给社会上专门从事医院后勤管理的公司。与此同时,根据医院不同阶段发展需要和服务项目特点,对后勤人员进行专业化培训,提高其专业技能和服务水平。如在门诊大厅建立自动售卖机,方便患者购买生活用品;在病区安装收费系统,方便患者缴费;在门诊大厅设立便民服务台,为患者提供各种医疗用品、药品等。对后勤资源进行整合优化配置,有利于提高医院整体运营效率和服务质量。但需要注意的是:一定要将后勤管理与医院的业务工作有效结合起来,以确保医院的正常运营和发展;要建立健全管理制度,以保障后勤工作高效有序运行。

七、优化资源调配不合理问题

首先,制定明确的资源调配流程和指导原则,确保资源调配过程的透明、公正和高效。通过合理分析数据和需求预测,确定资源分配的优先级和比例,避免盲目和随意调配。其次,引入先进的信息系统和技术,建立全面的数据管理平台。通过数据分析和挖掘,及时获得各项资源使用相关信息,为决策提供依据。同时,加强与其他部门、医院或机构的信息共享与协同合作,避免资源重复投入和浪费。再次,还需要完善人员培训与绩效考核机制,加强对后勤管理人员的培训,提升其资源调配和管理能力。建立科学合理的绩效考核机制,激励人员积极参与资源调配工作并提供高质量的服务。

医院后勤管理是医院管理的重要组成部分,随着国家医疗体制改革的不断深入,医院后勤管理工作也发生了深刻变化。随着公立医院改革的逐步深化,社会保障和医疗服务体系的进一步完善,人民群众对健康的要求越来越高,对医院后勤管理工作提出了更高的要求。如何加强医院后勤管理体制建设,全面提高服务质量和水平,成了各医院面临的重要课题。在深入分析当前医院后勤管理现状及存在问题的基础上,提出建设现代化医院后勤管理体制的思路,可为促进现代医院后勤管理体制改革提供参考,希望未来我国医院后勤管理工作可以不断得到加强与改善,进而为我国的医疗事业做出贡献。

第四章　现代医院后勤管理对策及措施

一、营造良好后勤管理氛围

公立医院虽然主要是提供专业、高水平医疗服务,医疗技能是第一位,但是也不可忽略后勤服务功能。需要明确后勤管理所具备的医疗服务以及患者服务功能,在全面深入推进医疗卫生改革的同时,积极合理地将后勤管理的工作地位加以提升,全方位参考国内外其他医院后勤管理的服务模式,整合收集后勤管理服务经验,与国内其他医院展开交流与沟通,进一步掌握后勤管理功能发挥策略,从行动上引领后勤管理工作的开展与落实。

需要不断提升医院各个部门以及医疗工作者对后勤服务的关注程度,在医院内营造与创设良好的后勤管理氛围。第一,积极主动在各个部门发放后勤管理服务手册,明确指出后勤管理工作要点、工作作用以及工作范围和方向,让其对后勤管理有正确的认识与了解。第二,加大后勤管理宣传教育力度,定期组织各个部门管理人员开展后勤管理讲座,引导其学习后勤管理知识,积极主动配合后勤工作人员落实各项管理控制工作。第三,改善后勤工作人员全局意识,引领医院后勤人员了解与掌握医院运营和发展的各个方面和环节,持续增强后勤人员全局观,让其明确后勤管理的价值,切实了解与掌握后勤管理的精髓,树立良好责任心,培育工作热情。

二、精细化设计后勤管理制度

公立医院作为我国最主要且最核心的医疗服务机构,必须坚持落实依法办院,而依法办院的前提条件就是完善医疗制度,用制度约束与限制各项管理流程,让日常工作可以有据可依、有章可循,保障公立医院具备的公益性特征。后勤管理也是如此,要想保障后勤管理实施效率,就必须结合医院发展趋势,健全与完善后勤管理制度,构建完善规章制度体系、强化精细化管理文化设计。

(一)完善后勤管理制度体系

需要不断创新优化、健全后勤管理制度体系,针对后勤保障、安全部门以及下设的各个后勤管理部门工作标准与职责进行明确规定,并结合医院转型化发展进程以及发展趋势建立多项管理规定,如工作制度与管理制度、巡视制度、培训制度、应急预案、操作规程等,将各项制度按照要求规范合理划分,形成完善的管理制度体系。物资管理工作涉及范围广,在各项管理制度以及机制当中,工作制度需要占据较高比重,保持在54%左右,不断丰富制度内容,例如从物资、库房控制、后勤服务与维修、应急预案、锅炉班、消防安全、安全保卫、培训、污水处理、车辆控制、控烟、请假休假、班车等层面完善管理制度。值得注意的是,目前后勤现代化发展步伐明显加快,后勤管理制度还需要结合发展进程逐渐完善与优化,力求形成一套涉及多项后勤管理工作的管理制度体系。

（二）强化医院后勤精细化管理文化建设

第一,需要规范、合理地把精细化管理控制理念与员工培训体系结合。在对后勤员工进行培训的过程中,要根据精细化管理的需求与任务,重点向员工强调精细化管理对医院后勤工作的实际影响,向他们传播精细化管理控制的理念,并在员工中大力推广符合精细化管理需求的工作模式,向他们普及相应的工作方法。第二,宣扬精细化后勤管理文化,强化相关的激励机制。管理文化的形成需要一定的积累,应不断通过激励、奖励来逐步强化这一文化氛围。例如:需要针对后勤精细化管理的流程创新、技术创新等给予一定的精神或物质方面的奖励,在院内营造一个精细化的工作氛围,让精细化管理氛围真正深入人心。同时,需要全面发挥领导的作用,在工作中全方位践行管理理念与意识,贯彻落实精细化工作方法,以此来对员工产生积极的影响,起到示范作用。

（三）健全制度监管流程

一是需要临时抽查以及定期监督、检查各类制度的实际执行情况,将检查结果规范、合理地融入员工考核体系中,作为后勤员工绩效考核与评价的指标之一。二是需要完善管理机制,后勤领导需要明确掌握管理机制实际执行的状态,定期前往一线指导制度执行与实施,积极主动听取后勤一线工作人员的反馈与意见,及时总结与整合各项反馈信息,持续完善制度执行模式以及制度内容。

三、做好后勤成本管理

医院后勤成本管理与后勤可持续、长远化发展有着密切关联,要求在保障与维护后勤工作稳定运行基础上,尽可能减少资源浪费,让后勤成本管理系统化、精细化开展。具体地讲,需要调动和激活后勤职工工作积极主动性,与财务和物资管理部门配合,实施后勤成本管理工作。

（一）规范管理各个部门物资消耗预算

一般地讲,公立医院业务科室相对较多,所需的物资种类繁多,消耗相对较大,若能在物资分配以及采购时期不断强化管理力度,能为医院节省运营成本,保障医院运营效益。因此,必须要不断强化与提升对物资采购分配环节管理力度,设计科学合理的管理流程,制定精准、明确的物资消耗预算。需要各个部门结合日常业务的实施需求,制定精准完善的季度、月度以及年度物资消耗损失预算,结合预算情况针对物资进行批次的分配,并指定专人对其进行管理,进而避免出现物资无序消耗或领用问题。年终阶段可以把物资具体使用情况当作绩效评价内容,对管理控制在预算内的部门给予奖励,对超出预算且没有给出合理理由的部门进行负面评价。针对医院物资采购工作,需要组织开展统一、集中管理,由物资采购领导小组以及管理办公室对其进行集中控制,结合前期设计的物资采购预算和目录,依托不同部门申请要求,由领导小组展开审批与管理,采购部门展开集中采购,对整个采购历程展开全方位、系统化监管,保障公正、公平、有效、合理。

（二）提倡能源物资节约型办公

医院是人员密集型场所,每日要接待较多患者,日常运行时水电等能源消耗量较大。虽然目前医院一直在提倡与推行节能办公理念,但是较为粗犷的能源利用模式并未得到科学合理改善,大多数职工能源合理、节约使用的意识有所欠缺。对此,在后勤管理改革背景下,需要针对医院各个区域、楼层组织展开区片化管理控制,在不同片区规范合理安装热量表、分控电表、水表,引入新型的节能技术与设备,监督管理消耗状态,针对不合理能耗支出问题实施管控。同时,在后勤保障工作实施之前,制定专属的节能方案以及计划,明确医院节能方向,结合设定好的方案来针对医院物资使用成本进行管理控制。

四、优化后勤服务流程

（一）优化医院门诊服务流程

在信息技术蓬勃发展的背景下,医院后勤管理部门需要充分利用信息化平台对门诊服务流程进行梳理,在此基础上建立医生工作站,将医院信息及时传递给患者。另外,患者前往医院就医时,可以通过门诊大厅的触摸屏,对专科医生信息进行查询,并选择自己信任的医生,如此既能提高门诊服务效率,也能为患者提供便捷服务。同时,医院需要构建患者检验系统,提高检验信息传递速度,确保医生及时了解患者检验结果,进而提高疾病诊断准确性。

（二）优化医院维修服务流程

医疗设备维修是公立医院后勤管理工作的重要内容,设备维修效率会直接影响医院医疗服务水平,所以对维修服务流程进行优化至关重要。具体地说,公立医院需要优化水电维修服务流程,保障医院各科室、各部门的水、电、氧气等系统始终处于正常运行状态。另外,供电、供氧、空调、电梯等维修部门,必须24小时值班,同时要保障值班电话畅通,一旦接到报修电话要及时处理。另外,要提高所有员工的节约意识,将节约用水、用电贯彻落实到实际工作中。同时,维修人员应经常检查水电运行情况,一旦发现问题要及时找到原因所在,并采取措施处理,尽可能将故障隐患扼杀在摇篮中。结合工作实践来看,设备维修的关键,在于第一时间找到故障原因,尤其是故障类型,如此才能针对性采取措施解决,保障故障彻底修好。维修人员在维修工作开展中,应反复思考"为什么"。例如,在设备因故障停机后,思考以下问题:设备为什么停止运行?为什么会发生超负荷运行现象?由于医院设备种类较多,所以后勤维修部门往往需要划分出多个类型,在维修工作开展中,很多情况下要求各维修部门间相互协作,但结合传统维修工作成效来看,医院维修部门不仅没有做到相互协作,而且存在出现问题互相推诿的现象。对此,需要医院对后勤部门进行改组,通过成立运行保障科,完成下级各个维修部门的设置工作,可以设置电梯、器械、仪器、水暖等多个部门,在此基础上,明确划分各部门工作内容和职责,以便其更好地完成维修工作,同时形成完整的后勤部门组织框架。针对后勤部门维修工作存在的问题,也要根据实际情况设立服务热线,一旦发生故障可以及时拨打报修电话,便于迅速分配报修工作,进而提高维修效率和质量。在此基础上,后勤部门还要严格落实考核机制,制定明确的考核标准,确保所有维修人员持证上岗,熟练掌握各项维修制度和安全规范,能够严格按照规章条例检查设备运行状况,并准确记录。面对检查过程中发生的问题,需要沉着应对,及时采取措施处理,而后做好台账。

五、推进后勤工作社会化

结合现阶段医院后勤管理情况以及特征,构建可行性相对较强的社会化管理机制,完善医院后勤人员服务思想,做好服务工作监督管理是促进医院后勤社会化发展的关键所在。

（一）完善医院后勤社会化管理机制

为全方位、深入推进医院后勤工作社会化发展速度,需要健全与完善后勤社会化管理与发展进程,改变过往后勤管理者的管理理念,借助竞争顺序、市场价值,针对后勤的运转流程、经济联系组织展开操作。结合当前后勤管理特征以及自身实际情况,形成可行性较强的机制体系。一是必须要强化对后勤社会化管控,实现精准决议以及合理引导,对后勤部门领导干部任职与选聘规定进行适当调整,建立包括"绩、能、德、勤"的全方位、动态化考核流程和形式,让能力较强、高水平的中青年干部能够在后勤管理岗位发挥作用。二是后勤管理者需以身作则,优化自身思想意识,不能有平均主义思想,明确意识到竞争机制在后勤管理中所具备的价值,深入、全面推进后勤管理社会化发展历程。三是需要建立科学合理的后勤管理平台,依据不同员工的工作量和资质配置岗位,对具备良好服务理念以及技能的员工,将其合理调任到专属后勤管理岗位上。

（二）引领医院后勤人员树立企业化服务意识

后勤人员首先要主动为临床一线人员办实事,提前考虑临床一线人员的实际需求。同时,为后勤设备稳定运转提供保障,让水、电、暖、气等可以正常运营。其次,后勤人员对于患者也应构建服务第一的观念,为患者营造良好的就医环境和氛围。

（三）健全服务监管体系

成立专属的医院监管小组,对医院不同后勤服务部门以及服务小组的服务频率、质量组织展开监管;医院监管小组成员需要是懂专业、精管理的人才。同时,积极主动吸纳外部专家进行监管,随时随地监管医院后勤社会化制度实际执行状态;对需要改进与优化的地方,及时提出建议,引领后勤工作人员改进与优化。监管小组在组织展开监管时期,可从以下几个方面开展:每月针对后勤服务进行检查,每月底汇总考核平日工作,考评可以使用百分制的形式推进,其中后勤服务质量占75%,人员情况占25%,总分保持在80%以上为合格。对每月总分较低的部门或小组进行惩罚,进而让后勤服务水平和质量可以持续提升。

六、做好信息化建设

信息化建设水平是评估组织机构现代化建设质量的最主要内容,改善与优化正在应用的信息化、数字化系统,可以为医院后勤管理质量的增强提供良好支撑与帮助。

（一）构建移动端后勤管理信息化系统

需要全方位、系统化应用智能移动终端全面普及这一条件,开发设计一个集成全院多个不同后勤部门的保修信息管理控制系统,诊疗科室可借助移动客户端模式向后勤部门精准提出需求。而此类需求信息可借助智能移动终端为责任人反应,管理人员在这一系统上可针对分配需求、反馈处理意见、调查处理满意度进行重新调节。结合App系统将需求转化。同时将这一系统当作基础,针对物资展开二级管理控制,持续增强物资出入库实际精准程度与效率,将物资库存改变有效录入到系统中,避免出现账务与实物不相符问题。

（二）不断强化信息系统资源互联互通

积极合理整合医院现有的信息系统,将后勤信息化系统与医疗系统、财务系统等多个系统有机整合,实现信息实时互传、互通。一是财务系统与后勤管理系统整合,财务部门可及时掌握后勤管理工作中各类物资实际使用情况以及物资成本控制要求,组织展开资金预算与核算,综合评价分析资源实际利用率,进而提升管理效率。后勤管理部门则可结合信息系统,明确掌握物资使用情况,评估后勤成本管理现状,做好后勤管理控制。例如:从维修系统中针对故障频率、配件价格等数据进行采集,有效反馈医院设备实际维修寿命和成本,详细评价医院基础设施维护状态,掌握资源保存情况,为设施设备改造维护、固定资产维护以及报废预算等提供强有力的数据支撑。二是把后勤服务管理与人事系统对接,把各个后勤部门工作人员服务评价、工作记录等各类信息纳入个人绩效考核评价中,针对工作人员日常表现进行评判,并作为绩效分配与管理的依据。

七、建立专业后勤队伍

（一）定期培训后勤工作人员

在医疗卫生事业体制改革持续深入的背景下，公立医院对后勤管理人员综合素质也提出更高的要求，所以医院必须认识到人才队伍建设的重要性，通过制定系统性培训教育计划，面向后勤工作人员进行系统性技能培训，以此来提高后勤工作人员的责任意识、服务意识和专业素养。在后勤管理队伍建设过程中，医院需要根据管理人员的专业能力、文化程度、年龄层次合理调整培训计划，要注意突出岗位特点，重点灌输后勤管理新知识、新技能。另外，针对后勤管理队伍中的年轻员工，需要在激发其创新意识的同时，鼓励其不断自我成长，利用一切机会不断加强学习；针对后勤管理队伍中年龄较大的员工，需要重点培训计算机操作内容，全面提高其操作能力，保障其熟练运用现代化办公设备，进而提高后勤管理现代化水平。

（二）提高后勤工作人员竞争意识

提高后勤管理人员竞争意识，是促进后勤管理持续进步的重要途径。医院应建立公平竞争机制，充分调动后勤管理人员的参与积极性。当前，医院后勤管理人员普遍存在安于现状的问题，对此，需要医院适当增加后勤管理人员的工作压力，提高其危机意识，通过制定考评内容的方式，对后勤管理人员工作状态、工作能力、发展水平进行客观评价，并建立奖惩分明的管理制度，切实提高后勤管理人员的工作积极性和竞争意识。另一方面，也可通过竞争的方式挑选出优秀的工勤工作人员，再定期进行相关考评，从而培养出一个技术水平出众、业务能力强的后勤管理团队。

综上所述，后勤管理是公立医院重要的支撑体系，具备综合性管理性质，其工作效果对医院服务有着极大的影响，后勤管理机制改革可以为医院长远、快速发展奠定良好基础，是现阶段医改重要的组成部分。不过，后勤服务能力与水平的提升是一个缓慢、持续的过程，需要结合实际情况以及改变实时进行调整，在提升管理能力过程中必然会遇到阻力，需要对其进行重点关注。结合现阶段医院后勤管理存在的管理制度不健全、对管理重视程度较低、后勤成本管理不到位以及后勤人才队伍能力偏低等各类问题，进行完善与优化，健全后勤管理机制体系，改善后勤管理氛围，优化后勤管理信息化系统，持续提高后勤管理工作实施质量，为医务工作者与患者打造一个良好医疗环境，助推后勤管理持续化、长远化发展。

第三篇 | 现代医院后勤保障实践

现代医院后勤保障涉及医院管理的"人、事、物"的方方面面。本篇将成本管控作为阐述的重点，从第三方管理、固定资产、节能、通用设备、物资、医用气体等方面详述智慧后勤实践的思路和举措。

第一章 安 全 保 障

一、加强医院安全生产管理

当前,在医院的管理领域中,安全生产管理是发展较快的一个部分。医院是一个相对复杂的公共场所,人员流动性大,易发生安全事故。另外,医院内部人员成分相对比较复杂,出现治安问题的概率较大,因此,要加强医院的安全管理工作。

当前,患者自主意识都在不断提高,而在这样的情况下,以患者为中心的医疗服务模式也正在逐渐地发展建立。在推动医院科学化管理工作的过程中,对医院安全生产管理提出了更多新的要求,涉及医院空间内的布置、设备仪器的保养以及医疗物资的有效补充等,并且贯穿诊疗的整个过程,包括手术安全、感染管理等不同的环节,同时涵盖了患者从入院到出院的整体医疗过程。在当下,医院安全生产管理工作逐渐成为医院管理工作中的核心内容。

(一)重要性

医院安全生产管理是医院运行过程中最为重要的支持系统之一,为医院的发展以及各项管理和物资供应等工作提供了可靠保障,保障医院的医疗设备、卫生耗材等资产的维修保养工作能正常进行。安全生产管理渗透到医院运行和发展的每一个环节中,是医疗基础质量和医疗安全得到保障的基础要素,更是开展医疗教学和科研工作的重要前提。医院安全生产管理工作所承担的管理责任和服务职能非常重要,是医院精神文明建设关键的组成部分。

(二)现状

1. 安全意识淡薄

对医院出现的一些安全事故的基本情况进行调查后,能够发现安全意识淡薄更多体现在 3 个方面。第一,有些领导不重视安全生产管理工作,开展安全生产管理工作的力度不足,他们更多地关注医院所能够获取的经济效益,而不了解安全生产管理工作的重要性。第二,职工本身没有强烈的安全意识,对于潜在的安全事故隐患没有足够的警觉,也缺乏法治观念。第三,在医院安全生产工作进行的过程中,很多人缺乏防范意识,更多地依赖自己以往的各种经验。

2. 危险因素和安全隐患较多

在医院所进行的安全生产管理工作过程中,不仅要注重传统的医疗安全、消防安全、治安事件等,还需要注意医院环境和医疗设施设备以及供电系统本身的安全性。在医院内部设备设施不断增加、医疗环境得到有效改善的同时,所存在的危险和有害因素也会随之增加。由于医患矛盾突出，医患纠纷数量增加，各种伤医事件时有发生，给医护人员和患者的人身安全造成了严重的威胁。

（三）有效措施

1. 加强医院的消防安全工作

要想提高医院消防安全工作的效果，首先需要加强对职工的消防知识教育和培训工作。要定期在职工中开展消防知识教育，完成相应的消防培训工作。具体可采取以下措施：定期在职工中举办消防讲座；组织职工观看消防知识教育影片；在医院内部悬挂消防宣传的横幅，张贴消防知识宣传画；利用手机或电脑等工具，在医院内部发送更多安全的常识；组织职工进行消防演练等。总之，可利用多元化手段，加大对消防知识的宣传力度。

还要建立合理、完善的消防安全制度体系，不断完善消防安全管理制度，有效落实消防管理责任，科学管理灭火设备，保障消防系统（包括灭火器材）的完备性，推动消防安全工作的正常开展，有效降低发生火灾事故的概率。医院内部要定期针对消防监控系统管理人员开展业务培训，只有通过考核以后，才能上岗进行工作。消防设施布局要合理，应配备先进的报警系统和消防设备。

2. 贯彻落实安全生产责任制度

在安全生产管理工作中，要始终坚持"责任制"。在医院职工的考核评价体系中，要纳入对安全生产管理工作效果的考核和评价，实行科学的奖惩制度。要制定医院安全生产的规章制度，全面保障医院日常运行过程的安全。

3. 防范医患纠纷，加强医院综合治安工作

当下，医院要不断提高安全保卫人员的安全意识和安全技能培训。例如通过演练，让他们能在"关键时刻"保持冷静，理智地处理混乱情况。此外，安保人员要加强巡逻，发现问题及时处理，提高治安防范工作的质量。另外，还需要对医护人员进行安全教育，积极动员并依靠职工、群众与违法犯罪行为进行斗争，开展广泛的群众性安保工作。

"医闹"是社会关注的一个焦点问题，对正常医疗秩序造成的影响很大，导致医患关系变得更加紧张。医院应针对医闹事件制定相应的应急预案。在处理医疗纠纷时，一定要保障医务人员的人身安全。对情绪激动的患者和家属，要争取通过协商，让他们通过法律途径维护自身权益。

安全生产管理工作对医院未来的发展有着非常重要的意义，医院应及时分析自身在安全生产管理工作中存在的问题，采取有效措施加以应对，积极落实相关工作，使医院运行进行得更加顺利。

二、医院后勤安全双重预防体系建设

医院后勤是保障医院日常经营的重要基础，依据相关文件，要加强双重预防机制的

建设,为医院生产、应急管理等后勤保障作出贡献,促进医院后勤安全性能的大幅度提升。在预防体系的作用下,全面排查后勤安全隐患,优化工作机制,提升医院业务服务质量。我国对重大事故的安全预防工作极为重视,医院作为风险把控的主战场,是安全预防体系建设的主要对象。

（一）必要性

目前,社会大众能够从多渠道获取理论知识,风险认知能力得到大幅度提升。在此基础上,加快构建医院后勤安全双重预防体系,顺应时代发展,满足社会大众的广泛需求。首先,加强预防体系建设有利于提升医院服务质量,降低治疗风险。医院日常经营中,难免会遇到紧急事件,提前做好预防工作,能够有效提升应急管理的效率。做好后勤安全预防工作,能为各业务部门提供更加优质的服务,保障医疗服务质量。其次,加强预防体系建设有利于风险辨识,推动网络后勤管理工作的开展。在网络信息时代,医院后勤管理逐渐智能化、信息化,传统的预防体系难以为继;加强双重预防体系建设是开展网络后勤管理的基础,为其营造良好的工作环境。最后,加强预防体系建设有利于优化工作机制,为医院后勤管理赋能。按照预防体系建设内容,不断落实后勤管理制度,优化工作机制,促进医院服务质量的提高,让医院有充足的时间与动力进行技术创新。

（二）有效途径

1. 辨识风险源,划分风险等级

第一,精准辨识医院后勤管理存在的安全隐患,明确风险源,加强管控。按照国家标准规定,将风险源进行辨别,将其分为一类风险源、二类风险源。医院后勤部门需要积极配合,降低风险源隐患。后勤部门积极配合体系建设者工作,为其提供真实、完整的数据信息。设计人员运用安全工程分析方法,对后勤安全风险进行定性、定量检测。运用网络信息技术,统计风险指标,计算风险值,绘制相关曲线。按照标准划分相应的风险等级,同时,针对风险等级采取预防措施,增强双重预防体系建设的作用。一般采用密闭、隔离的方式消除安全隐患,对后勤管理工作者的要求不断细化,加强医院后勤管理制度建设,针对性预防不同等级的风险,为医院良性发展作出贡献。第二,在体系建设者的综合考量下,制定应急方案,在传统的预防机制的建设下进行双重预防。应急预防方案中对应急处置措施、应急保障手段进行详细记录,针对风险等级采取相应的措施。最后,医院经营者要加大技术成本投入,为医院后勤安全双重预防体系建设提供技术支撑,提升风险源识别能力,多与其他医院进行交流,不断提升后勤安全。

2. 防范化解事故隐患,完善治理评估机制

为防范化解医院后勤安全事故带来的隐患,加快建设医院后勤安全双重预防体系

是关键手段。首先,根据医院日常业务发展情况,建设者要完善隐患治理指标设计,结合网络信息技术设计台账,为事故隐患的防范化解提供数据支撑。例如,某大型医院后勤工作内容较多,加快建设综合治理评估机制对丰富预防体系有着积极作用。医院体系建设者与各业务部门成员要积极配合,建立科学的评估治理指标,对台账登记的信息进行监督、审核,促进综合治理工作的开展。其次,按照当地有关规定,完善医院后勤保障制度,对日常开展工作的情况进行监督。例如,该医院工作者按照要求采取预防措施,在日常工作中,及时记录工作细节,包括医疗材料的消耗数量、工作事项等。在后勤安全管理人员的控制下,积极落实治理评价工作。针对某一事项进行综合评价,对其工作开展的可行性进行研究。在医院领导的控制下进行综合治理,促进医院后勤管理的安全发展。最后,在医院管理人员的推进下,保障隐患自查、综合治理的有序开展。同时,在防范化解事故隐患上进行常态化设计,满足医院后勤管理的发展要求。

3. 建立安全生产责任制,做好日常任务发布

医院日常经营过程中,管理工作是必不可少的环节,对维护医院稳定发展有着重要的意义。首先,医院要建立健全安全生产责任制度,尤其是后勤安全部门,其成员要遵守制度要求,明确自身职责,避免出现推诿责任的现象。例如,有的医院后勤部门按照医院管理规定,为后勤工作者划定职责范围,同时,采用告知栏的方式进行通知,提升医院后勤安全双重预防体系建设的效率。在此过程中,后勤工作者需要遵循"谁主管、谁负责"的原则,保障后勤人员全部参与,跟进任务的开展进度,有效排查医院事故隐患,形成科学的工作机制。其次,医院后勤安全部门要完善奖惩制度,建立追责体系。医院发生紧急事件时,需要明确第一要务,为患者提供治疗服务。一旦出现权责不明的问题,要对后勤工作者进行追责。医院后勤工作者要全面参与医院事故隐患的治理工作,开展自纠自查等。最后,应充分发挥医院公告栏作用,利用其进行日常任务的公布,向医院员工准确传达医院领导的管理要求,发挥医院后勤安全双重预防体系的作用。发现隐患立即采取措施,在双重预防下,最大限度地减少隐患,保障医院的后勤安全。

4. 加强体系建设培训,提升专业能力

医院后勤安全双重预防体系建设需要优秀人才作为支撑,为医院安全、稳定运行提供基础保障。首先,医院要针对后勤安全工作开展人才培训,不断加强体系建设的力度,提升后勤工作者的工作能力。例如,某医院的后勤人才录用严格遵循医院用人机制,严禁"任人唯亲"。不少医院后勤安全双重预防体系建设成果凸显,但相应的人才缺失,导致体系难以发挥有效作用。对此,医院领导应在后勤安全人才录用上进行严格管控,对人才的专业素质、综合能力进行考察,满足用人要求的即可录取。其次,由于后勤安全人才大多来自高校,缺乏实战经验,因此,应在管理人员的组织下,对新入职员工进行培训,提升其实践能力。很多新员工对医院后勤安全管理所使用的设备不熟悉,应加

强这方面的培训。例如,某新职员在培训中逐渐学会如何操作公告编辑设备,并运用自身理论知识,对公告编辑进行优化,发挥了医院后勤安全双重预防体系的优势。最后,在医院后勤材料管理上,员工可运用网络设备建立数据库,全面、准确地记录医疗用品与器械的库存量,为医院决策提供数据参考,促进医院后勤安全质量的提升,推动医院持续发展。

三、医院高层建筑常规消防安全管理

大型三甲医院人员较多,医疗设备也多,容易出现消防安全隐患。现在,由于病房紧缺,医院通常会建高层建筑,以满足医院对病房的需求。但高层建筑也会带来消防安全问题,例如,发生火灾时,许多人员没有办法及时撤离,可能导致人员出现伤亡,给医院带来不可挽回的损失。所以,医院应当重视高层建筑的消防安全问题,熟悉高层建筑存在的消防安全隐患,对存在的安全隐患进行分析,找到解决对策。

(一)存在的问题

1. 消防意识薄弱

医院有很多高层建筑,消防意识必不可少。但是,现实中很多患者及其家属、陪护人员缺乏消防安全概念和意识,乱扔烟头等现象屡见不鲜,电器使用不当时有发生,甚至有人私自使用大功率电器设备等。另外,部分医务人员也存在消防意识淡薄的问题,不具备火灾中自我保护和自我救助的能力。例如,一些家属抽完烟后未及时将烟头熄灭,医护人员未及时关闭医疗设备,医院内随意堆放各种杂物等。上述现象都可造成火灾,或不利于发生消防安全问题时及时撤离等,严重者甚至可能造成人员伤亡。

2. 高层建筑结构的复杂性

在医院高层建筑的设计过程中,为了更好地满足患者和家属的需求,通常会将病房设计在过道的两侧,除此之外,在病房床位紧缺的情况下,还会在过道上临时加床,这样就会导致过道更加拥挤,在出现消防安全问题时不利于相关人员撤离。许多医院使用中央空调,导致高层建筑楼里的空气流通不畅,在发生火灾时,导致浓烟没有办法得到及时排放,这对消防员的救援工作非常不利。医院的高层建筑里所使用的医疗设备数量较多,其功能复杂,由此导致用电负荷大、配电线路多、可燃物多,楼梯间、电梯等场所安装的线路也很多,给医院带来很大的用电负荷,在一定程度上给医院带来消防安全隐患。许多医院为了让高层建筑采光较好,会在外墙安装玻璃幕墙,如果采用封闭式安装方法,但没有将防火分隔设计好,那么在发生火灾时,会导致火势快速蔓延。

3. 不重视消防设备的安全检查

每一栋建筑在进行建造的过程中,都会安装相关的消防设备,如灭火器、安全通道

指示灯、报警器、消防栓等,医院高层建筑也是如此。但是,有些医院并没有对医护人员进行培训,导致他们不知道如何使用这些消防设备,在发生火灾时,这些消防设备就无法发挥其价值。另外,所安装的消防设备应当定期检查更新,保障正常使用,但许多医院的消防人员对消防设备的检查工作不够重视,导致发生火灾后消防设备不能使用的现象。例如,报警器如果没有进行定期检查,那么,一旦出现故障,发生火灾时就不能及时警示、通知相关医护人员和患者,很有可能导致他们错过最佳撤离时间。

4. 缺乏消防技能培训

许多医院没有积极开展相关的消防技能培训工作,因为他们认为大楼里都安装了报警器,相关的消防设备也更加现代化;即便开展了消防技能培训工作,参加培训的人员也缺乏良好的学习态度,使消防技能培训工作流于形式。另外,一些医院的消防安全管理人员比较"懒散",不重视消防管理工作,导致在发生火灾时出现各种各样的问题。总之,医院需要清楚,在出现火灾时,仅仅依靠先进的消防设施是不够的,还应当提升人们的自救能力,让他们知道在遇到危险的时候如何去保护自己,并脱离危险。

(二)防控措施

1. 加强消防安全管理工作

要想有效解决医院高层建筑所存在的消防安全隐患,就必须加强相关的管理工作,只有管理工作到位,才能避免消防安全隐患的发生。而加强消防安全管理工作,就必须严格要求相关的管理人员,构建相关的管理制度,提高管理人员的消防意识,加强培训工作,建设一个专业的消防管理团队,以更好地预防消防安全隐患的发生。

首先,加强消防管理工作,必须制定完善的管理制度。在制定管理制度的过程中,一定要尽早纳入消防安全管理制度,因为建筑中的各种消防设施,都需要专门的人员定期进行检查更新,并将检查结果上报,这需要制度的保障。在建筑中进行维修、施工工作时,如果要采用明火,就必须要有相关的消防管理人员进行监督,从而确保用火的安全性。还需要对相关的管理人员进行等级划分,给他们分配相关的工作,这样在出现问题时能够快速找到负责人。

其次,为提高消防人员工作的积极性,需要设置奖罚机制,对表现优秀的人员和部门进行相应的奖励,对工作不到位的人员和部门则进行相应的惩罚。通过这样的手段,可以更好地提高工作人员的积极性,从而让管理工作开展得更加顺利。

2. 加强建筑的基础建设

要解决医院高层建筑所存在的消防安全隐患,就必须从源头抓起,而所谓的源头就是建筑的基础建设。在对医院的高层建筑进行设计的过程中,一定要严格遵守国家对于建筑防火设计的要求,除此之外,在设计过程中还必须保障安全通道的顺畅。另外,医院高层建筑建设过程中,一定要选取耐高温的建筑材料,降低发生火灾时火势的蔓延速度。医院相关人员需要对设计图纸进行检查,只有图纸设计符合国家对于水路、电路、消防规划的各种规定时,才能够采用该设计。

3. 开展消防技能培训,增强消防安全意识

要避免消防安全问题的发生,就必须积极开展相关的消防技能培训工作,这样在出现安全问题时,能够保障医护人员进行自我保护,并正确使用相关消防设备。同时,医院应加强消防安全知识的宣传工作,让医护人员和患者提高消防意识,掌握自救措施,知道如何在灾害发生时保障自己的安全。医院可借助各种信息平台,向医护人员和患者灌输消防安全知识,帮他们树立良好的消防安全意识,做好预防工作。此外,医院还要严格禁止患者及其家属使用自带的电器,让他们知道,负荷较大的电器会带来怎样的影响。在建筑中设置禁止吸烟的标志,对违反规定的人员进行严厉批评,提高人们的消防安全意识。

4. 加强消防设施的检查工作

在发生火灾的时候,要想让消防设施发挥最大的作用,就必须加强日常检查工作。只有定期对消防设施进行检查,才能在出现灾害时保障这些设施正常的使用。如果没有对消防设施进行定期检查,设备出现老化、没有办法正常使用,将对救援工作的开展非常不利。总之,医院应安排相关消防人员定期对消防设施进行检查,在出现新一代的消防设施时,应当对这些设施进行更新,使之在使用过程中发挥出更大的作用。

综上所述,医院管理人员应加强对高层建筑的消防安全管理工作,了解当前所存在消防安全隐患,做好相关防范工作,制定相关的消防管理制度,提高医护人员的消防意识,加强消防技能培训和设备维护工作。只有这样,才能有效去除医院高层建筑消防安全隐患。

四、医院消防安全网格化管理

在医院消防安全网格化管理实践中,工作人员将医院的每一个区域划分成单位网格,并构建出一套完整的管理系统,这样就可以提高医院的消防安全管理水平,最终实现医院各项工作稳定进行。

医院是一个人员密集、周围环境比较复杂、易燃易爆物品众多、各类消防风险比较高的公众聚集地,如果出现一起严重的火灾事故,往往会造成无法弥补的损害和严重后果。所以,医院必须根据发展的需要,在提升医疗机构整体服务水平的同时,加强医院消防安全管理,确保患者的人身和财产安全。因此,在提高医院整体水平的同时,必须对医院消防安全管理工作采取网格化管理,真正实现医院的稳定发展。

(一)医院消防安全管理现状

1. 消防安全管理责任制不完善

在一些医院管理层的传统思维中,是将消防安全管理看作是安全保卫部门的工作,

与医院的具体科室、外包服务项目等没有太多的联系。尽管在医院内部已开展相应的消防安全管理工作,但因为缺少具体的管理方式和手段,导致消防安全管理工作流于形式,很难将其付诸实施。此外,有些消防安全管理人员在没有接受过专门的消防训练的情况下就开始医院的消防安全管理工作,消防安全素养参差不齐,对发生在医院内的火灾事件所带来的危害尚未充分了解,自身的消防意识和消防技能需要进一步提升。

2. 消防安全管理投入欠缺

对医院来讲,消防安全管理是一件长期而又具有强制性的工作,只有不断投入,才能保障医院的消防安全。一般地说,医院对消防安全管理系统的前期建设和硬件投资都很注重,而对消防设施的日常维修以及对消防管理人员的投入却很少去关注。目前,很多医院因为消防安全管理经费欠缺,安全管理工作无法顺利进行,消防隐患得不到及时的排查和整改,消防器材得不到有效维修,消防安全管理人员自身素质不过硬且人数缺乏,严重制约医院消防安全管理工作的平稳运行。

3. 消防安全管理模式有待改进

伴随时代的发展,医院的管理运行模式也出现很大改变,传统的医院消防安全管理模式已经不能适应新情况下的消防安全管理工作需要。在很长一段时间内,医院仍然采取以往的消防安全管理模式进行日常管理,造成医院消防安全管理工作人员的权责不明晰,相应的管理手段和方法也不够完善,管理制度方面不够健全。一线部门应当如何具体地实施消防工作,通常并没有获得有效的指导。发生火灾事件时,没有与现实情况相一致的应急计划,在整体应急处置能力上比较薄弱。为确保医院各项工作的平稳运行,就需要持续升级和优化消防安全管理模式,跟紧时代发展趋势,但同时应以医院自身的发展特点为依据,结合实际,适时地进行创新,寻找一种符合医院发展实际的消防安全管理新模式。

(二)网格化管理

当前,很多医院在消防安全管理工作方面仍有所缺陷,而将网格化管理引入其中,能够使医院的消防安全管理工作现状得到显著改善,进而实现医院的可持续发展,更好地为群众提供优质的医疗服务。

1. 明确的职责分工

在医院内,每个部门都要设置一个消防安全管理负责人,并且要有明确的管理责任和分工。同时在各科室内安排一名安全员,主要进行日常巡查、周巡查消防安全管理工作,对消防安全管理存在的问题进行月检,从而提高所有医院职工对消防安全管理的热情。对每个管理区域的负责人职责进行详细划分,这样就可以减少管理失误的发生,让每位负责人的管理内容变得更加清晰。明确医院各部门工作人员的职责分工,可以让其对消防安全管理工作始终保持严谨、认真的态度,在日常工作中留意存在的安全隐患,并及时排除,进而彰显出网格化管理的优势。此外,每个网格的负责人和安保监控室的工作人员必须清楚发生火灾事件时自己所承担的责任;一旦发生火灾,就必须立刻启动联动机制,在最短的时间内做出反应,将火灾造成的损害降低到最低程度。之后,还要做到层层上报,让医院领导能够对火险状况进行全方位的了解,并能做出对应的指令,从而达到对突发事件的网格化管理。

2. 网格化管理"1324"院内消防报警模式

以网格化管理为依据,医院可以建立"1324"消防报警模式:1 个电话,这是每个医院职工都应知晓的报警值守平台的电话;报警铃响不能大于 3 声,这是对接警值守人员的时间要求;到达事故发生地点 2 分钟,即应急分队迅速响应;4 分钟内处理好火灾事故,就是对应急队伍处理能力的要求。在网格化管理的助推之下,医院的消防安全管理工作质量得到有效提升,消防报警模式的出现也在一定程度上增强了医院应急队伍处置火灾事故的效率,为医院的运营提供了有效的管理工具。

3. 设置微型消防站

微型消防站具有很强的灵活性。每个消防站的间距很小,而且每个消防站都要配备消防设备,设置微型消防站管理队伍。微型消防站是消防安全网格化管理的关键内容。微型消防站会配备各种灭火防护装备,一旦出现火情,要立即根据应急预案进行扑救和疏散工作,正确使用各种消防设备,以达到火情的最快扑灭。疏散组主要负责救援和撤离工作;医疗救援小组在火情发生时,对伤者进行抢救和搜救工作;安全保卫组迅速对着火区域进行防护,并拉起隔离带,不允许任何非救援工作人员进入起火区域,同时向救援队报告情况。

将网格化管理融入医院的消防安全管理工作,不仅能够协助医院开展消防安全管理工作,而且可以有效提升医院各部门工作人员的消防安全意识,使网格化管理能够真正发挥实效。网格化管理不仅能在医院消防安全管理工作中发挥作用,还可以持续将其应用到医院运营管理的各个环节,以此逐步完善和优化医院的精细化管理,真正实现医院消防安全管理工作的稳定开展,为医院的健康发展提供保障。

五、医院安全保卫工作社会化

从医院行政管理的角度来看,医院安全保卫工作不可缺少。医院安全保卫工作的主要目的是维护医疗秩序、创造良好的就医环境、提升医疗服务质量等。医院安全保卫工作需要合理融入社会化模式,消除医院发展遇到的障碍。

在医院安全保卫工作社会化后,需要关注医院服务质量。从宏观角度出发,对安全保卫组织进行实体化,解除发展中遇到的约束,提升医院安全保卫水平。从医院运行角度来看,医院人流量相对较大,有可能出现安全风险。需要深入了解医院安全保卫社会化发展的特点,明确安全保卫人员的具体职责,保障患者和医务人员的生命财产安全,为构建和谐就医环境贡献力量。

（一）重要性

为缓解医患矛盾、解决不稳定因素,医院需要提升其安全保卫能力。安全保卫工作还应针对医疗设备和物资,因为医院内储存大量易燃物品和生物制剂,为了解除不安全因素,需要做好相关的日常检查工作。在医院安全保卫社会化发展中,医院治安形势有了明显好转,构建了良好的就医条件。医院安全保卫部门需要将指挥调度管理变成安全管理和集约化管理,控制医院安全保卫的开支,保障医院健康发展。

（二）问题

医院固定资产价值相对较高,同时,医院也是人员高度聚集的场所。只有做好危险品排查,预防可能出现的安全隐患,才能发挥医院安全保卫的作用。通过实践,在医院安全保卫社会化后,依然存在以下一些问题。

1. 从业人员能力水平有待提高

医院安保人员综合素质参差不齐,风险预防能力相对较弱,无法达到理想的医院安保目标。部分安保人员文化水平偏低,与人沟通有时显得粗暴,对医院安保团队建设产生影响,不利于医院的长期发展。

2. 安保人才较为稀缺

在医院安全保卫工作开展中,需要实现人力资源的合理分配。但在实际当中,部分医院安保人员数量较少,无法维护医院正常的秩序。例如,在门诊和病房运行过程中,由于安保人员数量较少,在医院内部可能出现盗窃行为,会影响医院信誉。部分安保人员缺少服务意识与社会责任感,会对医院安全保卫造成负面影响,同时也无法满足医院发展的要求。

3. 人事制度更新较慢

在医院发展过程中,需要增加安保团队建设方面的投入。医院对安保团队建设关注度不足,人事制度更新速度较慢,限制了安保工作的长期发展。部分医院现有的安保人事制度,与市场发展态势不符,影响了安保人员的积极性,无法提升医院安全保卫的能力。

（三）保障措施

1. 提升医院安全保卫的稳定性

在医院改革发展的背景下,需要重点分析安全保卫面临的问题,预防出现恶性事件,满足医院发展要求。医院管理人员需要增加对安全保卫的关注,重视安保人员的培训和思想教育,为安全保卫人员能力的提升创造基础条件。在医院改革发展中,需要明确安全保卫的具体步骤,转变安保人员的思想观念,增强其服务意识和社会责任感,最终目标是提升群众的满意度。安保干部需要具备学习能力,通过调研等方式,了解基层安保人员的真实想法,对风险因素进行提前预防,确保医院各项目顺利开展。安保人员需要对紧急事件处理进行模拟,定期开展经验分享活动,提高综合素质。

2. 建立完善的安全保卫规章制度

在医院安全保卫工作开展中,需要了解医院发展形势,对现有的管理制度进行调整。医院保卫部门需要学习消防知识,对医院内部的隐患进行排查,对消防安全内容进行普及,为医院消防安全管理提供基础保障。在制定各项管理制度过程中,需要考虑制度的严谨性,关注制度落实的真实情况,对安保人员的能力进行定期考核,构建高素质安保队伍,降低风险因素出现的概率。

3. 提升安全保卫人员的福利待遇

要设法提升安保人员的积极性,帮助解决其工作中遇到的常见问题。在医院改革背景下,医院安保部门薪资结构发生了变化,但是保卫人员获得的奖金和相关福利较少,从而出现工作积极性低的现象。为了解决此类问题,需要帮助安保人员做好职业规划,保护安保人员的合法权益,从而提升其工作的主动性。医院不仅要做好安保人员的思想教育工作,还需要构建全新的薪资体系,全面遵循以人为本的原则,对安保人员进行合理激励,从而提升医院安全保卫队伍的稳定性。

4. 构建高素质保卫队伍

在打造高素质的保卫队伍过程中,需要重视思想引导,帮助安保人员树立正确的人生观与价值观,宣传相关法律知识,确保安保人员知法、懂法,从而有助于其解决实际工作中遇到的问题。要提升安保人员执行制度的意识,为安保干部落实相应编制,从而增加对安保人才的吸引力,为构建高素质保卫队伍提供助力。医院还要增加保卫工作方面的资金投入,重视保卫基础设施建设,通过政策和资金倾斜的方法,打造一支纪律严、素质高的保卫队伍,解决医院常见的问题,构建良好的就医环境。

医院属于特殊的公共场所,日常人流量相对较大,为了达到理想的治安要求,需要提升安保人员的责任感;打造高素质安保队伍,才能解决医院发展中遇到的问题。为了提升医院安全保卫能力,还要重视硬件和软件设施的建设,对安保人员进行定期培训,增强安保人员的服务意识,为医院稳定运行提供保障。

第二章 成本管控

第一节 第三方

一、医院后勤社会化服务

在医疗需求多样化、医疗行业竞争日益激烈、医疗机构后勤服务社会化不断深化的背景下,有效优化医院后勤社会化服务将有助于促进医院的长远发展。

(一)基本含义

医院后勤社会化服务是指在社会主义市场经济条件下,医院突破"自给自足"的模式,引入市场竞争机制,将后勤管理中的部分工作委托给专业的服务公司实施,从而减少管理成本,提高管理效率,提高服务质量,提升医院后勤管理的社会效益和经济效益。

(二)存在的问题

目前,后勤社会化服务存在的问题主要表现在以下几个方面。

1. 专业化程度不够

目前国内从事专业医疗后勤服务的专业化管理公司相对稀缺。一些通用型后勤管理公司从未从事过与医疗行业相关的后勤服务,这将导致其不能很好地适应医院管理和运行的需要。

2. 监管制度不完善

目前,医院缺乏对后勤社会化服务的有效监管。大多数医院会把医疗保健作为医院工作的重点和核心,对社会化服务的监督往往流于形式。医院后勤社会化服务涉及面广、受众广,如果医院在实施后勤社会化后,监管系统没有及时跟进,就会使其效果大打折扣,加剧了医院管理者和员工对后勤工作的偏见。

3. 从业人员的职业素质有待提升

后勤社会服务公司在薪酬福利方面不具备优势,员工在公司内部晋升渠道有限,无法吸引人才,导致此类服务公司从业人员的职业素质有所欠缺,不能满足现代医院后勤工作的实际需要。

4. 信息化程度低

医院后勤社会化服务的对象,除了医院管理人员和广大医务人员外,还有患者和家属,服务人群非常广泛,需求差异很大。后勤社会服务企业大多实行直线式管理,信息传递环节多,但出于控制成本等考虑,仍采取粗放式的管理模式,而医院管理的信息化程度通常很高,两者不太"兼容"。

（三）对策

医院后勤服务社会化是现代医院管理发展中的一个趋势。医院后勤管理部门要积极引入专业公司,确保后勤社会服务的质量和安全能够满足医院的需求。另外,可根据医院后勤服务的现状,建立多层次的内部监督体系等。

医院后勤服务社会化是将后勤服务与后勤管理分开,构建一个相对独立的服务体系。医院后勤服务在引入市场机制的同时,必须遵循市场运作的规律和要求。医院还需要建立高效的后勤管理团队,使人财物管理向医学研究方向转变,推动医院从"效率为本"向"质量为本"的转变,降低医院运营成本,为患者提供优质的医疗服务,提高医院的竞争力。

二、承包制下的医院食堂成本控制

服务外包是当今后勤管理的一个重要模式,不仅对后勤服务效率的提升有推动作用,同时也有利于承包企业发挥其自身优势,最终实现高质量的后勤服务管理。在保障质量的同时进行高效的成本管理,有助于提高经济效益和社会效益。

服务外包就是"将专业的事情交给专业人士做",而医院食堂多数采取这类承包制模式。承包公司进行连锁经营,货源可团购,通常价廉物美,能长期保障高质量的伙食供应,从而为医院的整体发展发挥作用。但承包制下的医院食堂在成本管理上也存在诸多弊端。特别是在一些具体环节,如采购、固定成本等方面,存在一定隐患,会产生不必要的支出和浪费。

（一）成本控制风险点

1. 直接成本

直接成本主要包括采购和物资使用。采购方面,医院食堂采购需要明确采购物资的数量、价格,对来医院食堂就餐的职工、患者及其家属的人数以及市场变化都要十分敏感。相当一部分采购是应急性的,如果医院没有制定明确、详细的采购计划,采购部门对采购目标分析不足,人员之间缺乏必要的沟通与衔接,采购的随意性就会较大。同时,如果缺少专业采购人员,加上没有专业培训机会,工作人员整体业务技能低下,资源优化配置和信息即时共享的基础需求就无法得到满足。物资使用方面,在烹饪的操作过程中,从食材的使用到最后供餐,需要避免食材浪费,同时要关注仓储的变化,不易储存的食物要尽快处理,防止积压导致浪费。供餐过程需要配菜师及厨师整体把控,出菜率把握不准也极易导致食材浪费。

2. 间接成本

间接成本主要包括人员成本、日常开销和固定支出。人员成本方面,食堂人员流动性较大,整个食堂运转需要多少劳动量,每个岗位的职责是什么,人员分布如何,这些问题都需要明确。如果缺乏规范的制度,那么人力成本也会较高。日常开销方面,员工需要有节约意识,食材使用、设备维护、水、电、卫生清洁等,都需要避免浪费,达到部分成本控制的目的。固定支出方面,食堂的厨具、桌椅、碗筷、消毒设备等,应提前规划购买,购置后要规范使用和维护,避免不必要的浪费,同时注意预防安全问题的发生。

(二)成本管理措施

1. 革新成本控制意识

从承包商、后勤管理部门到医院管理层等,都需要重视成本控制,全面掌控成本控制涉及的各个环节。加强成本管理的责任感,每个人都要有成本控制指标,都要关心成本问题。在加强成本管理的同时,还需要加强对工作人员素质的培养。管理人员要接受再教育和培训,普通员工要培养节约意识,提高对食堂成本控制的重视程度,做到制度认真执行、不偷工减料,以质量为生命线,针对承包商的考核也要以质量和成本控制为主要标准。只有全体员工都形成成本管理意识,才能真正把成本控制贯彻到具体工作中,让每一个人都能在工作中严格控制食堂成本,为食堂成本管理工作水平的提升提供可靠的保障。对成本重视的同时,不能忽视食材质量。对于食堂来说,食物的安全和质量是其运营的第一准则和生命线,食堂质量管理体系的完善是饮食安全的重要保障。因此,无论是对医院后勤管理者还是承包商来讲,成本控制必须建立在食材的安全与质量基础之上。

2. 加强成本控制流程

加强采购队伍的招聘管理,注重人才专业技能的培养,定期进行业务培训,将理论与实践相结合,不断提高队伍的综合素质,增强业务能力,提高采购效率。在采购环节中,从制定采购计划、进行采购以及采购验收,每个环节都要做到无缝衔接。可采取电子采购、集中采购等方式,节约采购时间,简化采购程序,降低采购成本。一旦情况发生较大变动或相关数据出现异常,应及时进行调整,可根据存货管理来改善物资的存储管理,进行有效的存货控制。

3. 完善成本控制制度

可以建立合理的奖惩制度来进行采购工作的管理,提高采购人员的积极性。还可通过更为丰富的方式对承包企业内部人员的专业水平进行考核,从而选取最优秀的人才进入到食堂承包公司的成本管理队伍当中,为食堂的成本管理工作注入活力,更好地推动食堂成本管理工作水平的提升。

4. 充分运用信息化技术

加强医院食堂财务会计信息系统控制,让各种报表更加精准,同时也有助于数据的审阅和传递,帮助企业管理者进行正确、及时的决策。同时,还要定期评价设计规则。市场变化不可完全预估,在进行系统的评价设计时,要依据市场变化来制定新的技术和规则,特别是对一些未知的、新出现的风险问题,需要及时更新相关的规则,以确保后勤部门以及承包商对管理和财务的可控性,适应新的环境和政策。

食堂外包作为后勤管理中的一个重要服务方式,既是从节约成本、提高质量角度出发,也是为医院整体的效益和发展助力,为此需要做好成本控制。在保障食品的质量和安全的前提下,要重视食堂成本控制,不断优化食堂管理制度,实现食堂效益的显著提升。

三、医院停车场的建设与管理

目前医院在停车场的建设与管理问题上也在不断进行探索和实践,从停车场的建设和管理问题出发,规范医院停车场管理。

（一）基本情况

目前,医院停车场"停车难"的问题越来越严重,特别是在一些三甲医院。有的医院对后勤服务体系做了改革和完善,在经过上级管理部门的审批之后,在交易中心进行招标,最后交给合适的专业公司对停车场进行管理。医院停车场的建设和管理逐渐规范,可以提供较好的停车服务。

（二）出现的问题

医院停车场出现"停车难"的问题,与停车场规范化管理欠缺存在很大关联,停车场在管理上存在的问题进一步导致停车困难加剧。一些医院在停车场建设管理中存在以下问题。

1. 停车场场地、维护和人员等问题

（1）停车场面积过小,导致停车位供不应求,车辆在医院门前出现拥挤的情况,甚至影响医院正常运行和消防、急救通道的正常使用。

（2）与医院合作的专业公司与医院之间对停车场进行的管理不一致。

（3）负责停车场秩序的专业人员的素质有待提高。

（4）承包医院停车场管理的工作人员的管理水平不够高:引导车辆停车的方式不够规范和熟练,影响停车的速度;对于停车场内发生的刮擦事件处理不够及时,降低就诊人的满意度;停车场内的卫生条件较差。

（5）停车场的设备不够先进,维护不到位。

（6）停车场没有安装能够识别车牌号的智能车闸。

（7）停车场内的工作人员着装不够规范,让就诊人员对其身份产生误解,不利于医院的对外形象。

2. 停车场收费的问题

（1）在跨时间段收费方面出现不合理的现象。车辆在停车场内逗留的时间不足一个小时，却被收取多余的停车费。

（2）关于免费停车。尽管医院相关部门并未明确规定免费停车的时间，但还是会通过公示告知就诊人员。一般时间段中，免费停车时间为 15～30 分钟。但有时会出现一些特殊情况，例如：一些需要血液透析的患者会到医院进行很多次治疗，因为行动不便等原因，家属会将其送至医院再离开，通常家属送达至离开的时间很短，并未占用停车位，但可能会因为交通拥挤等特殊原因被收取多余的费用，增加了患者和家属的经济负担。

（3）给医院送货的车辆只是进行日常送货，并且在特定的车位卸货，并未占用停车场中的停车位，却被收取一定的费用。

（三）对策

1. 停车场建设管理对策

（1）实行车辆区别收费，将非就医的车辆安排到医院外的停车场，解决医院停车场供不应求的矛盾。

（2）医院与专业公司之间加强沟通与交流。

（3）对停车场的工作人员加强素质和管理水平的培训，规范言行，杜绝言语冲突。

（4）提高工作人员的服务水平。

（5）改善跨时间段不合理收费的问题，对于跨时间段停车的车辆，应对收费较高的时间段进行收费，不进行叠加收费。

（6）对医院供应商送货的车辆，包括垃圾运输车辆，送药、食品的车辆等，都实行免收费制度。

（7）要求承包公司在医院停车场的入口处安装能够识别车牌的智能车闸，提高管理车辆进出的效率。

（8）停车场的工作人员需要统一佩戴工作卡，并且注重自身的仪容仪表，维持优秀的工作形象，加深就诊人员对医院的良好印象。

2. 医院需要第三方甚至行政管理部门的配合

医院对停车场的后勤管理很大程度上影响医院的公众形象，管理中出现问题，需要院方和承租方有效配合，找到解决对策，为就诊人员提供最优质的停车服务，保障停车场的效率，提高医院对停车场的建设和管理水平。

政府相关部门在制定卫生资源规划时，要均衡分配医疗资源，统筹分配医院等公共场所的停车安排，预防交通拥堵等现象。提倡利用微信、App 等工具，共享停车位资源，错开拥挤时间段，缓解停车位的紧缺。在了解民意之后，对医院停车问题进行专题讨论,邀请医院相关人员参与,建设"互联网＋"的智能停车系统。该系统包括车位预定、停车缴费、车位共享等智能服务,能提高车位的利用率。

总之,医院停车场的建设管理出现的问题较复杂,为了更快地解决"停车难"的问题,医院和政府等方面都应做出努力,通过各部门的配合,一定能尽快完善停车场的监督管理工作。

第二节 固 定 资 产

一、医院固定资产管理

固定资产是医院的重要资产,占所有资产的比重较大。固定资产主要用于开展医疗服务,是医院发展的基础。在医疗体制改革的背景下,医院应当加强内部管理,尤其要注重固定资产的管理,识别资产管理的主要风险,做好风险分析和控制。固定资产管理风险点包括固定资产配置、使用以及后期维护等环节中存在不确定性,针对这些不确定性进行风险分析和控制非常有必要。只有重视固定资产的风险分析和控制,才能有效防止固定资产流失,提升资产配置效率,为固定资产的安全性、有效性和完整性等提供有力保障。

为满足日益增长的医疗服务需求,创造良好的就医环境,提升医疗服务品质,提高患者的就医满意度,医院的发展规模越来越大,导致医院固定资产数量急剧增加,使得固定资产管理难度增加。固定资产配置、使用、管理、维护等环节的不确定性增加,管理风险也随之增加,所以,医院固定资产的风险管控越来越重要。在资产管理方面,医院首先要做好固定资产管理的风险识别和管控,确保医院固定资产的完整性、安全性以及效益性,以此实现资源的有效配置。

(一)重要性

固定资产是医院正常稳定开展工作的保障,同时也是各项医疗活动开展的基础。医院固定资产风险管理不规范、不到位,将推高医院的营运成本,特别是固定资产采购、维护、保养成本将攀升。所以,医院对固定资产进行有效管理非常有必要,通过制定各项固定资产控制制度来强化资产管理是一项重要的举措。

(二)风险分析

1. 固定资产管理工作体制亟待完善

医院财务部负责固定资产的价值管理,后勤保障部门、相关信息管理部门等负责各种医疗设备、后勤设备、信息设备以及各种无形资产的管理工作,医院固定资产存在多头管理的现象,缺乏协调科学的统一管理。同时,医院内部的账目和实物管理工作之间存在着不同步现象,也会造成物资采购与资金核算工作之间信息沟通不畅。

2. 固定资产管理存在盲目性和随意性

很多医院固定资产管理制度尚不健全，而且固定资产管理人员未充分认识到医院固定资产的重要性，导致固定资产管理的盲目性和随意性，产生了诸多问题。

3. 固定资产的配置采购是否经过充分评估和论证

购置固定资产时，需要对设备配置的方方面面进行充分论证，评估其是否适应医院规划发展的要求，是否有助于提高医疗技术水平，在此基础上预测设备运营的成本效益，使医院资源得到有效利用，减少资金的浪费。但在实际操作中，医院存在对设备配置决策比较草率的问题，也未充分考虑设备使用的效率和成本效益，导致新设备使用效率低，设备闲置或成本效益低。

4. 固定资产使用环节的风险

购置固定资产后，医院存在对设备疏于管理的问题，未能明确设备管理责任，缺乏对设备操作的相关培训，造成设备使用过程中故障频发，影响医疗质量，缩短了设备的使用寿命，降低了设备的使用效益。

5. 固定资产监督管理以及报废问题

在固定资产的日常管理中，由于责任界限划分不明确，往往出现设备疏于管理的现象。对于需要报废的固定资产，监督管理机制问题往往造成部分待报废资产无法进行确认，结果占用了医疗空间，降低了医院对固定资产的处理效率；另一方面，对尚可使用、正常寿命期限内的设备资产的处置报废比较随意，甚至出现假公济私、谋取个人利益等不法行为。

（三）有效的风险控制策略

医院在深入分析固定资产管理风险问题的基础上，应建立更加健全和完善的资产管理组织架构，配备更加专业的固定资产管理人员，在此基础上明确分工，将职责落实到相关管理主体上，有效防止出现多头管理以及相互推卸责任等现象，全面提高医院固定资产的管理工作效率。

二、医院医疗设备编码的规范管理

标准统一、口径统一、编码统一的实现，有助于医院对医疗设备等资产的情况进行全面监管，为合理选择设备、正确使用设备、准确盘点设备提供客观一致的数据来源，推动建立以医疗设备为中心的数据网，实现医疗设备业务协同提供数据支撑，从而更好地满足医疗工作需要，实现管理过程的精准高效。

上海一院依据固定资产管理的法律法规和动态，从固定资产全生命周期管理的角度出发，进行了以下工作：建立同质化资产管理梯队，统一各院区的流程、制度和操作标准，搭建连接资产管理各个环节的 HRP（医院物资管理系统）平台，建设及完善标准化的医院固定资产统一编码体系。然后，上海一院作为主要起草单位之一，参与了《医疗设备编码规范》T/SAME 004—2023 团体标准规范的建立，即结合医院固定资产管理要点，对固定资产编码进行分段定义，包括标准制定的目的和意义、工作过程、原则与依据以及标准主要结构与关键技术内容、标准的适用范围等。

（一）医院固定资产管理适合采取统一编码管理模式

上海一院积极落实《关于推动公立医院高质量发展的意见》（国办发〔2021〕18 号），推动云计算、大数据、物联网、区块链、第五代移动通信技术（5G）等新一代信息技术与医疗服务深度融合，推进电子病历、智慧服务、智慧管理"三位一体"的智慧医院建设和医院信息标准化建设。在此过程中，发现医院资产管理方面存在以下问题。

1. 对资产卡片信息管理存在不足

大多数医院把后勤保障部门作为固定资产实物的归口管理部门，但对反映资产信息的资产卡片的管理却存在不足。医院没有设置维护资产卡片的职能部门，未能跟踪管理资产卡片，对资产卡片缺少的信息没有及时查找原因进行完善。另一方面，业务系统数据和财务信息都没有接口联通固定资产卡片，导致资产卡片只是作为一个反映固定资产信息和财务信息的标签，未能作为固定资产电子档案而发挥其作用。

2. 多院区多头管理下的固定资产非同质化管理

对有多个院区的医院来讲，固定资产管理除了受各院区地理环境和人员配置的影响外，多头管理也是制约此类医院固定资产高质量发展的主要原因之一。从管理权限上看，医院资产管理部门往往有多个，包括后勤保障、设备、信息、财务等部门。通常，医院在各院区均设置了相同或相似的管理部门，多头管理下各条线的资产管理相关工作人员"各司其职"，岗位重叠导致工作职责易发生划分不清的现象；也使得机构冗余问题凸显，资源浪费现象频出；"各自为政"使资源难以集中调度，重复建设使资源共享优势难以凸显。

3. 固定资产基础信息共享程度不高

就多院区医院来讲，各院区配备人员的数量及其能力大小、素质高低甚至薪酬待遇都各有不同，资产管理水平也参差不齐。各院区间无法实现同质化发展，影响管理效率和运营成本，也影响医院协同发展。资产使用部门管理人员承担了多倍工作量和多重压力，且对资产管理部门负责人的大局观、管理水平、沟通协调能力有较高要求，容易导致管理失控问题。针对上述问题，上海一院进行了积极的探索。2006 年，上海一院率先在松江区设立分院；2020 年，在嘉定区政府出资支持下设立了第二家分院；随后，又在安徽蚌埠、江苏金坛、甘肃酒泉和福建宁德等地，与当地合作成立分院区，开创了医院多地多院区发展的格局，积累了丰富的管理实践经验。结合实际情况，上海一院建议构建适合"一院多址"发展情况的医疗设备全生命周期统一编码管理模式。该模式有助于实现医疗设备统一资源配置、统一绩效考核,降低机构冗余、流程繁杂程度和医院运行成本,提升医院运营效率。

（二）构建医疗设备统一资产编码规范的意义

构建医疗设备统一资产编码规范的意义在于改善各家医院无规范标准参考、设备业务属性不一致、设备信息描述不统一的局面,填补该领域空白。例如,近年来上海申康医院发展中心大力推动上海市级医院医疗设备智慧化的建设,因各家医院设备编码不统一,资产数据信息填报、数据关联准确性受人为因素影响,上海市级医院数十万件医疗设备的精细化管理面临巨大挑战。医疗设备统一资产编码是依据 GB/T 14885—2022《固定资产分类与代码》和《医疗器械分类目录》《医疗器械唯一标识系统规则》等国家、行业标准规范,结合医院固定资产管理要点,通过对固定资产编码进行分段定义而建设及完善的标准化医院固定资产统一编码体系。标准化编码体系的建立确立了医疗机构固定资产的唯一性及信息规范性,从而实现对医院固定资产在资产维度及业务维度的双重协同管理。

（三）医疗设备编码规范的主要做法

1. 相关概念

（1）医疗设备：医疗设备是指直接或间接用于人体的仪器、设备、器具及其他类似或相关的物品,包括所需要的计算机软件;其效用主要通过物理等方式获得,不是通过药理学、免疫学或代谢的方式获得,或者虽然有这些方式参与,但只起辅助作用。

（2）医疗设备全生命周期管理：医疗设备全生命周期管理是指依据医疗器械相关法律法规,围绕医院管理总体目标,以临床科室发展需求为起点,将医疗设备购置论证、效益预计评估、采购计划拟定及采购配置等作为起始阶段;将安装验收、人员培训、应用评价与管理、预防性维护与维修管理、质量安全管理等作为应用阶段;将设备调拨、报废管理等作为后期管理阶段。结合物联网技术和信息化手段采集起始阶段、应用阶段和后期管理阶段中医疗设备运营管理的相关数据信息,建立覆盖医疗设备整个生命周期的数据库,基于数据存储、处理、分析和应用实现对医院内医疗设备的全程动态管理。

（3）医疗设备的统一资产编码：医疗设备的统一资产编码规范是依据《固定资产分类与代码》《医疗器械分类目录》《医疗器械唯一标识系统规则》等国家、行业标准规范,结合本院固定资产管理要点,通过对固定资产编码进行分段定义,建设及完善标准化医院固定资产统一编码体系。医疗设备的编码由静态基本码和动态扩展码两部分组成,静态基本码和动态拓展码之间用字符"-"隔开。该编码是医疗设备全生命周期的唯一身份标识,相当于医疗设备的法定"身份证",明确了设备所属医疗机构、所属分类、流水号、所属院区、资金来源、使用状态等基础信息。医疗机构在项目预算通过后,通过相应的平台录入该设备的基础信息,信息收集完成后将自动生成二维码,相关管理机构和医疗机构可使用二维码查询设备名称、设备状态等信息,实现医院医疗设备的高效配置管理,推动医院高质量发展,为精准协同监督管理提供了技术支撑。

2. 目标和用途

资产编码规范创新的具体目标是实现"标准统一、口径统一、编码统一",结合医院固定资产管理要点,通过对固定资产编码进行分段定义,建设及完善标准化医院固定资产统一编码体系,使医院能对医疗设备资产情况进行全面监管,为合理选择设备、正确使用设备、准确盘点设备提供客观一致的数据来源,从而进一步加强医疗设备全生命周期监督管理,创新监管模式,规范医院重点医疗设备资产配置管理,推动医院高质量发展。标准化编码体系建立的目标是确立医疗机构固定资产的唯一性及信息规范性,从而实现对医院固定资产在资产维度及业务维度的双重协同管理。另外,标准化编码体系解决了医院在固定资产管理方面偏实物资产管理、对资产卡片信息管理不足、多院区多头管理下固定资产非同质化管理、固定资产基础信息不共享、不公开、透明度较低等问题。

3. 创新管理技术路线

为促进医院科学化、精细化管理,进一步加强固定资产的全生命周期监督管理,创新监管模式,规范医院重点医疗设备资产配置管理,推动医院高质量发展;提高医院智慧后勤系统建设,上海一院结合公立三甲医院固定资产管理要点,参与了《医疗设备编码规范》T/SAME 004—2023 团体标准起草,在固定资产管理创新方面做了一些尝试(图 3-1)。

第一阶段:编码规范建立前医院的制度、流程、信息化平台支撑保障。上海一院在参与《医疗设备编码规范》T/SAME 004—2023 团体标准文件的起草工作前,进行了以下前期准备工作,为医院固定资产同质化管理做了充分准备:学习固定资产管理的法律法规,建立同质化资产管理梯队,统一各院区的制度、操作流程和标准,搭建可串联固定资产全生命周期环节的 HRP 系统。

第二阶段:参与编码规范的内容起草、规范、立项。由上海申康医院发展中心担任标准牵头编制单位,上海一院则作为标准的主要起草单位参与了该编码规范的建立,包括:标准制定的目的和意义、工作过程,标准制定的原则和依据,标准的主要结构和关键技术内容,标准的适用范围、起草过程和主要内容等。

第三阶段:编码规范建立后在医院的应用。由于该标准统一了医疗设备的编码规范,包括固定资产分类代码、医疗器械分类代码、科室编号、楼宇编号、院区编号、医疗设备使用状态、医疗设备资金来源等基础数据信息,相关工作人员通过了解编码规范的内

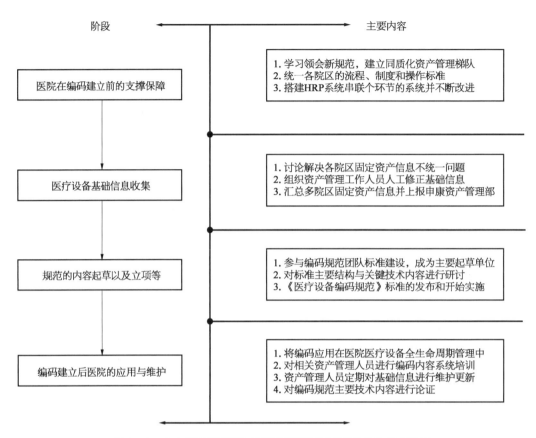

阶段　　　　　　　　　　　　　　　　　　　　主要内容

医院在编码建立前的支撑保障
1. 学习领会新规范，建立同质化资产管理梯队
2. 统一各院区的流程、制度和操作标准
3. 搭建HRP系统串联个环节的系统并不断改进

医疗设备基础信息收集
1. 讨论解决各院区固定资产信息不统一问题
2. 组织资产管理工作人员人工修正基础信息
3. 汇总多院区固定资产信息并上报申康资产管理部

规范的内容起草以及立项等
1. 参与编码规范团队标准建设，成为主要起草单位
2. 对标准主要结构与关键技术内容进行研讨
3. 《医疗设备编码规范》标准的发布和开始实施

编码建立后医院的应用与维护
1. 将编码应用在医院医疗设备全生命周期管理中
2. 对相关资产管理人员进行编码内容系统培训
3. 资产管理人员定期对基础信息进行维护更新
4. 对编码规范主要技术内容进行论证

图 3-1　公立医院《医疗设备编码规范》的创新管理技术路线图

容就能弄清医疗设备当下所对应的状态。该标准可用于医院医疗设备全生命周期管理的预算编制、预算执行、验收、入出库、使用、维护、盘点、调配、处置等各个方面。

（四）医疗机构实施《医疗设备编码规范》前的准备工作

1. 学习领会规范精神，建立同质化资产管理梯队

在实施《医疗设备编码规范》前，医院管理人员首先应该认真学习该规范的内容。其次，医院应聚集分散在各院区职能部门中进行固定资产事务性管理的工作人员，建立一个四级的垂直化管理梯队，打破医院按照职能设置部门的管理模式，成立资产管理委员会，由委员会成员组成专门的资产管理部门进行院区内的资源整合管理，建立新的内部管理制度和流程，优化固定资产管理的流程和标准，确定各个岗位的工作职责，避免因职责不明确导致的工作中互相推诿等问题，实行统一领导下的同质化管理。

2. 统一各院区的流程、制度和操作标准

按照相关法律法规，医院要对固定资产进行信息录入和分类，医疗机构在采购、使用和管理医疗设备时，应使用正确的医疗设备编码，以便进行准确的记录和统计。以往由于无统一规范标准，医院各院区资产管理人员往往通过主观的方式对设备进行分类，

50

导致各院区间设备信息分类不一致,财务管理人员统计报表时需要人工再次校验,数据汇总的工作量大幅上升。针对这类问题,资产管理委员会应牵头对各院区固定资产进行汇总分类,参考《医疗设备编码规范》等标准和规范,组织各院区相关资产管理部门、采购部门、财务管理部门讨论分析,共同对固定资产信息的录入进行统一规范,尽可能保障各院区的资产管理人员在相同的评价与管理标准下进行信息登记和维护,并对原有固定资产的信息进行统一、完善和修正,从而解决不同院区相同业务部门之间因管理差异或标准不一造成的混乱现象。

3. 建设医院物资管理平台

随着医院固定资产统一编码体系的建立,为满足医院多院区发展的需要,传统为单院区固定资产管理设计的信息化资产管理系统也需要升级迭代。要构建一个强大的医院物资管理系统(HRP 系统),将医院的供应商信息系统、固定资产管理系统、财务费控系统串联起来,实现信息的互联互通,强化各部门间的合作,减少重复的工作量,提高包括资产在内的公立医院运营管理水平。

(五)编码规范的主要内容

1. 编码结构

医疗设备编码由静态基本码(字母或数字,固定位)和动态扩展码(若干位)两部分组成,静态基本码和动态扩展码之间用字符"-"隔开(图 3 - 2)。

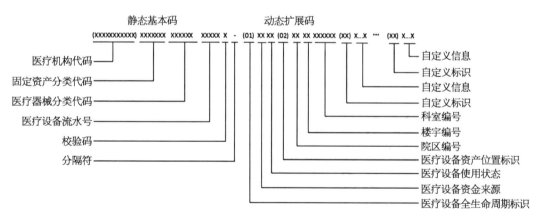

图 3 - 2　医疗设备编码结构图

静态基本码用来标明医疗设备的静态属性信息。静态基本码由医疗机构代码(11位)、固定资产分类代码(7 位)、医疗器械分类代码(6 位)、医疗设备流水号(5 位)和校验码(1 位)组成。动态扩展码用来标明医疗设备在管理中拥有的信息动态变化的标识。动态扩展码主要包括医疗设备扩展属性标识(2 位)和扩展属性内容(若干位)等。动态扩展码中的自定义标识和自定义信息为由用户自行定义的属性标识和属性内容,可不出现,也可出现多次,相同的属性标识只能出现一次。

2. 人员管理

①编码人员：医疗机构应配置编码管理专兼职工作人员，明确岗位职责和权限，应具备相应的专业知识和技能。②编码使用：医疗机构在采购、使用和管理医疗设备时，应使用正确的医疗设备编码，以便进行准确的记录和统计。同时，医疗机构人员也应对医疗设备编码进行定期维护和更新。③编码培训：对于医疗设备编码的使用和维护，医疗机构应对相关人员进行培训，确保他们能够正确使用和维护医疗设备编码。

3. 信息管理

①核查医疗设备编码的来源：确认编码是由可靠的官方机构或相关部门颁发，并且具有权威性。②核对医疗设备编码的信息：将医疗设备编码与相应的设备标识标签信息进行核对，确保编码与设备信息相匹配。③确认医疗设备编码的结构：应按照规范的编码规则，确认医疗设备编码的结构是否正确。④验证医疗设备编码的唯一性：应确认每个医疗设备的编码都是唯一的，不与其他设备编码重复。⑤检查医疗设备编码的更新情况：若医疗设备编码有更新，应确认最新的编码是否已生效，并注意使用最新的编码。

（六）《医疗设备编码规范》T/SAME 004—2023 团体标准的应用及效果

由于该规范统一了医疗设备固定资产分类代码、医疗器械分类代码、科室编号、楼宇编号、院区编号、医疗设备使用状态、医疗设备资金来源等基础数据信息的结构，相关工作人员仅凭说明就能查清该设备当下所对应的状态。因此，医疗设备编码可应用于医院医疗设备全生命周期管理的预算编制、预算执行、验收、入出库、使用、维护、盘点、调配、处置等各个方面。另外，资产日常使用、资产的对外投资、出租出借、资产调拨、资产日常运行维护、财务的折旧计提、资产清查盘点、资产的报废处置等，都会用到统一资产编码规范。

《医疗设备编码规范》T/SAME 004—2023 团体标准的发布，有效解决了当前部分医疗机构在医疗设备管理中无规范标准参考、设备业务属性不一致、设备信息描述不统一的局面，实现"标准统一、口径统一、编码统一"，有助于医院对医疗设备资产情况进行全面监管。切实推动"一设备一码"，有助于进一步提升医院固定资产管理的科学化、规范化、制度化水平。

第三节 节 能

一、医院节能管理

大型公立医院节能降耗不仅是社会责任，也是降低医疗成本、促进医院可持续发展的重要举措。节能型医疗机构应以节能、节水、资源循环利用为重点，坚持"创新、协调、绿色、开放、零配件"的发展理念,不断完善规章制度。医院日常用水、用电的消耗很严重,所以降低能耗成为现今医院面临的一个十分棘手的问题。

（一）加大节能工作管理力度

节能不仅是一种技术工具。应制定切实可行的方案,以有效、高效的方式实现节能。医院应规划好节能工作在医院发展的位置,制定节约资源政策和标准体系,实现分阶段节能。

（二）建章立制,组织制定和完善各项节能规章制度

提高能源意识不仅取决于意识,更要从系统入手,要建立一个医院检查系统。检查是为了记录和及时报告区域能源节约。同时,必须建立完善的奖励和惩罚制度,严格的规章制度能鼓励节能积极分子,惩治浪费能源的行为。还要制定节能检测标准,监督实施过程和效率,定期检查节能效果。

（三）节能减排的具体做法

1. 加强内部节能管理

强化制度建设。为推动节水、节电、节能工作落实,应建立相应的节能减排管理体系。医院是一个高成本的行业,要坚持节约能源的原则,有效、高效节能。管理医院供水和供电,节约医院电费、水费,避免浪费资源,减少医院污染物排放。

利用节能技术。在基础设施建设方面,首先要利用新的节能技术、新材料、新设备,如陶瓷柱阀、节水厕所、照明厕所、日光灯、热管包装、高质量的隔热材料等。

加强宣传。通过多渠道、多层次的宣传,让全院工作人员提高对能源危机的认识,节约能源,在不知不觉中形成节水、节电的意识。在实践中,节约要从细节做起,杜绝"长流水""常滴水"等浪费现象。

强化用能设备日常保养。一些仪器和设备不符合节能要求,但许多医院为节约购置费用,继续使用过时、不节能的设备,其运行效率低下,其中许多将被替换。另外,不注意保养设备,也会导致能源浪费。这就要求各科室加强对设备日常使用的管理,发现设备异常及时报告。物业维修人员加强巡查,发现有跑、冒、滴、漏现象时,及时修复,查漏补缺。

做好会计日常盘账管理工作。将水、电、气的使用纳入会计管理的内容,并与财务部门的经济核算管理相结合。科室要细化日常能耗标准,量化各项考核任务,认真对待节能问题。

2. 节水技术改进创新

一家环境保护公司开展了一项研究,报告显示,污水处理项目"回收平均水"从污水处理厂中排放出来,用于花草灌溉、清洁道路等,每年可节省十分可观的水量,可以减轻城市自来水网的负担。

3. 动力设备节能改造

主动采用 Y 系列及其衍生物系列等高效节能电机,体积小、重量轻、噪声低、运行性能好、绝缘性能好。同时,根据负载的情况,须选择适当的发动机功率,以取得最佳节能效果。另外,要改进管理方法,例如,运用控制技术对各种生活形态、消防水箱内的水进行监控,对启动次数、泵间隔进行科学控制,尽量减少发动机启动和制动的次数。这样做可以减少损失,节约能源。分组控制功能不仅可以更高效地完成工作,有效减少一台电梯的日常操作和制动次数,而且可以大大降低一台电梯的平均运行速度。

变频调速技术具有低损耗、调速效率高、精度高等优点。对于高层建筑、水泵、风机、升降机等设备,采用变频调速技术,可以明显节能,并延长其使用年限,提高效率,延长设备修理期限,增加使用年限,进而降低损耗率。

4. 节电技改创新

适当选择照明方式、光源。根据照明标准,采用多种照明方式,有效地控制单位面积的电子管路,如白炽灯、荧光灯、高压水银灯、金属卤,从而在一定时间内大幅度提升相关照明效率。

节能照明零件的选择。例如,近几年,市场上出现了新的节能滤光片,具有功率高、节能的优点。

采用线路控制方式,节约电力。改进管路管理,采用各种节能开关或装置,控制光管区域使用率。

强化照明管理,特别重视教学节能体系的建立与实施。在检查内容中加入节能知识,提高医院工作人员的节能意识。光源的照明效果与使用(如灰尘过多)密切相关。在正常情况下,光通量可以减少 50%;在照明、玻璃和墙壁不干净的情况下,光通量的反射和透射率将大大降低。医疗机构必须建立和有效实施环境净化系统,定期对灯、电和墙壁进行净化。充分利用红外线控制灯的方式,在人们进入房间后,灯通过红外感应开启;当他们离开房间时,灯可以关闭;使用红外线控制灯,当房间内有足够的自然光线时,灯会受到光线的控制不被开启,人们也不会打开灯;当房间暗的时候,开关会受到红外感应和光线同时控制,人们进入房间后,会根据红外感应自动开启。

5. 中央空调技术改进创新

设有中央空调的地方,如救护车、楼宇、边楼等,应充分调节各单位的温湿度,集中控制温度,并安装空调。充分利用新风资源,保障节能调节最有效的启停时间,楼房改造过程中要采取隔热和空气密度措施,加强控制,定期检查加热板是否完好,定期清洗风机、刀具、空气过滤器和滤水器。

54

从能耗计算的角度看,中央空调机组是医院物资技术保障中最耗电的设备之一,根据中央空调系统的运行特点,上海一院通过电子信息技术和智能网络管理软件,安装电动阀和控制装置、末端风机收集器和新风装置达到节能目的。中央水调节器用于过滤处理,自动排水装置通过重力旋涡,使设备吸入污垢和污染到储存器中的沉淀池中,然后通过控制器定期自动排出,使水质成为纯净的;这可以防止空调网络堵塞,使空气吸收率提高 10%。冬季用锅炉蒸汽保护控制器加热,自动稳定压力。必要时使用蒸汽,确保蒸汽管和可变流量无级调节。

总之,节能有很多种方式。既要依靠先进的节能技术,又要有先进的节能意识。节俭是提高医院职工节能意识的关键。节俭是每个人的责任。节能要从一开始就做好,从现在就做好,以减少医院的能源消耗,降低医疗费用。

二、建设节能型医院

随着环境问题日益突出,全球气候变化的影响日益显现,节能环保逐渐成为全球共识。为了应对这一全球性的挑战,各行各业都在寻求适应这一变化的方法。医疗行业作为社会的重要组成部分,其能耗巨大,因此如何实现节能减排,提高能源利用效率,成了当前一个重要的议题。

在医疗行业中,医院是能源消耗的主体。一方面,医院需要运行大量的医疗设备,如 CT 机、核磁共振设备、生化分析设备等,这些设备通常耗电量大,且运行时间长;另一方面,医院作为 24 小时服务的机构,其照明、空调、电梯等设施的能耗也很大。此外,医院的能源消耗还包括医疗废物处理、运输、餐饮等多个方面。因此,如何将医院打造成为节能型的机构,是实现医疗行业节能减排的关键。

然而,打造节能型医院并非易事。一方面,医院必须确保医疗服务的质量和效率,不能因为节能而降低服务水平;另一方面,医院的设备和设施往往已经建设完成,要改变其能耗情况需要投入大量的资金和时间。此外,医院的医护人员和患者可能缺乏节能意识,很难改变他们的行为习惯。因此,如何在保障医疗服务质量的前提下,通过合理有效的方式,实现医院的节能化,是一个值得深入探讨的问题。

(一)现状

1. 医疗设备能耗大

对于大型综合性医院来说,其能耗最大的部分往往来自医疗设备。例如,影像诊断设备(如 CT、MRI 等)在工作时的电力需求极高,并且由于设备需要 24 小时待机,即使在非工作时段也会产生较大的能耗。此外,大型的实验室设备,如高速离心机、冷冻电镜等,在运行过程中也会产生大量的耗能。

然而,这些医疗设备对于医院的运营至关重要,不能轻易更换或者停止使用。这使得医疗设备的能耗问题难以解决。

2. 建筑能耗高

医院通常是大型的公共建筑,其空调、照明、电梯等设施的运行,也会产生大量的能耗。这其中,空调系统是能耗的主要来源。一方面,医院需要全年无休地提供温度适宜的环境,特别是在夏季和冬季,空调系统的运行时间和强度都会增加;另一方面,医院的空调系统通常比较老旧,能效比较低,这也加大了其能耗。

此外,医院的照明系统和电梯系统也是能耗的重要部分。由于医院需要 24 小时照明,因此照明系统的能耗非常大。而电梯系统则是由于其运行频率高,导致能耗大。

3. 医疗废物处理耗能大

医院会产生大量的医疗废物,这些废物需要专业的处理方法才能确保不对环境产生污染。然而,这些处理方法通常需要消耗大量的能源。例如,高温焚烧法需要消耗大量的燃气或者电力,而化学处理法则需要消耗大量的化学能源。

4. 缺乏系统的能耗管理

虽然医院的能耗问题十分突出,但是很多医院并没有建立系统的能耗管理机制,无法有效地监测和控制能耗。一方面,很多医院缺乏能耗监控设备和专业的能耗管理人员;另一方面,医院的能耗信息通常缺乏透明度,无法有效地引导医护人员和患者节约能源。

总体来说,医院的能耗问题主要体现在医疗设备、建筑设施和医疗废物处理 3 个方面,且存在着缺乏系统的能耗管理的问题。解决这些问题需要医院从设备、设施、管理等多方面进行改革和创新。

(二) 应对措施

面对上述的能耗问题,上海一院以及许多其他医院已经开始探索并实施一系列的应对措施。以下将分设备升级、建筑节能、废物处理和能源管理 4 个方面进行详述。

1. 设备升级

高效能医疗设备的采购。医院在购买新的医疗设备时,已开始重视设备的能耗问题。通过选择高效能、节能型的医疗设备,可以直接降低医疗设备的能耗。例如,一些新型的 CT 机、核磁共振设备等在设计时已经考虑到了能耗问题,采用了节能型的设计,使得设备在工作时的能耗大大降低。同时,医院也开始定期更新老旧的设备,将高能耗的设备替换为新型的节能设备。这一措施的实施,需要医院有一定的财力支持,但考虑到设备升级带来的能耗降低和运行效率提高,长期看来是划算的。

智能化设备的应用。许多智能化的医疗设备和系统可以在保持服务质量的同时,大大降低能耗。例如,智能化的空调系统可以根据室内温度和湿度自动调整运行模式和强度,从而降低能耗。据医院的实际运营情况,暑期空调能耗在整体电力消耗中占比达40%,因此,提升空调的能效并降低其耗电量是医院节能措施的核心任务。为此,医院已经完善了空调系统的自动化管理机制,通过整合主机控制、循环系统管理、末端网络温度控制以及自动控制系统,优化空调主机运行状况、控制供回水温度差距、关闭无人区域的空调,以实现能源的有效利用。除改进老旧设备以及应用优化节能技术外,对空调运行的细致管理也对节能工作产生了积极影响。上海一院在大数据分析的指导下,对影响空调能耗的主要因素实施了相应的控制策略,成功制定出适应各类建筑需求的节能运行策略(图3-3)。

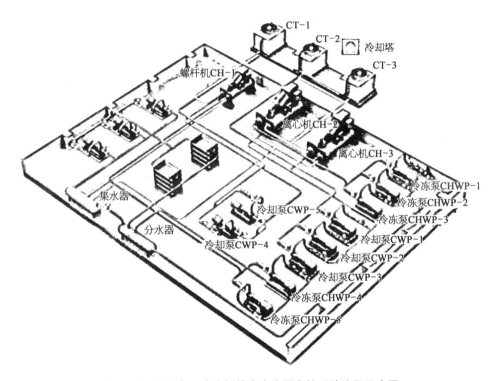

图3-3 以上海一院为例的中央空调自控系统流程示意图

智能化的照明系统可以根据环境光线自动调整亮度,甚至可以在无人的情况下自动关闭,从而减少能耗。此类系统的应用,不仅可以节约能源,也可以提高医院的服务质量和患者的舒适度。

2. 建筑节能

医院建筑的设计和运营管理也是影响能耗的重要因素。通过改进建筑设计和优化运营管理,可以有效地降低建筑的能耗。

绿色建筑设计可以从源头上降低建筑的能耗。例如,利用自然光线设计照明系统,可以减少人工照明的需求;利用太阳能设计供电系统,减少供电需求;利用自然通风设计空调系统,可以减少空调的运行时间;利用高效的保温材料,可以降低建筑的热损失,减少空调和供暖的能耗。此外,还可以采用绿色建筑材料,如高效节能的玻璃、绿色环保的涂料等,减少建筑的能耗。同时,应考虑到建筑的寿命周期,选择耐用、维护简便的建筑材料,以降低建筑的维护成本和能耗。

建筑的运营管理对于能耗也有很大的影响。例如,通过精细化管理,可以优化建筑的运行模式,如合理调整空调、照明系统的运行时间和强度,降低能耗。通过设备维护,可以确保设备的高效运行,减少能耗。建筑的运营管理需要有专业的团队,需要进行大量的培训和指导。这对医院来说,是一个较大的挑战。但是,通过建立专业的运营管理团队,医院可以有效地降低建筑的能耗,提高服务质量。

3. 废物处理

医疗废物处理是医院能耗的重要部分。通过改进废物处理方式,医院可以大大降低废物处理的能耗。通过对医疗废物进行分类处理,可以减少废物处理的能耗。例如,有些医疗废物可以通过简单的物理处理方式(如压缩、破碎等)进行处理,而不需要采用能耗高的化学处理或高温焚烧方式。分类处理需要医院建立详细的废物分类指南,并对医护人员进行培训。虽然这需要花费一定的时间和精力,但是从长期看来,分类处理可以大大降低废物处理的能耗。

利用可再生能源处理废物。医院可以考虑利用可再生能源来处理医疗废物。例如,医疗废物的焚烧过程可以产生大量的热能,这些热能可以用于供暖或者发电,从而减少其他能源的消耗。此外,一些有机废物可以通过厌氧发酵等方式转化为生物气,用于供热或者发电。这种方式的实施需要医院有一定的技术支持,并需要进行一定的投资。但是,通过利用可再生能源处理废物,医院可以实现废物处理和能源供应的双重效益。

4. 能源管理

建立能耗监控系统。通过建立能耗监控系统,医院可以实时掌握各个部门、各个设备的能耗情况,及时发现能耗异常,进行调整和优化。这需要医院在各个关键环节安装能耗监测设备,并建立能耗数据的收集、分析和管理系统。虽然这需要一定的投入,但从长期看来,能耗监控系统可以帮助医院实现能源的精细化管理,大大降低能耗。医院需要有专业的团队来负责能源的管理。这个团队不仅需要对能源管理有专业的知识和经验,还需要了解医院的运营情况,以便将能源管理和医院的实际情况结合起来。同时,能源管理团队还需要有一定的决策权,以便在发现能耗问题时,能够及时进行调整和优化。

医院面临着严峻的能耗问题,但通过设备升级、建筑节能、废物处理和能源管理等措施,可以有效地降低能耗。这些措施需要医院有一定的投入,但从长期看来,节能不仅可以降低医院的运营成本,还可以提高医院的服务质量,提升医院的社会责任感和公众形象。因此,医院应积极探索和实施节能措施,以实现医疗服务和节能的双重目标。

第四节 零 星 工 程

一、医院建筑装饰装修项目管理的应用

目前我国的医疗水平和技术都得到了较大的发展和提升,对于建设医院的各种要求也在不断更新和更加严谨。医院在进行重新装修时,结合当前阶段医院的需求进行设计改造,才能在最大程度上符合医院的医疗发展。但是由于医院的建筑工程都较为复杂和困难,施工的内容非常多样化,所以医院的装饰装修整个项目都是一个巨大的工程。

如今,随着对医疗事业的探索,我国的医疗水平也随之而提高,这也更深层次地要求医院建筑的项目管理实施要与医疗发展的形势相呼应。但是,医院建筑与一般建筑之间存在一定差异,每个科室对自己特定的房间都有不同的要求。与此同时,医院又有一定的特殊要求,例如在医院的建筑实施上,要做到与时俱进,与现在先进的医疗模式相呼应。因此,面对医院建筑这种极其复杂的工程项目时,必须为其设计一套特定的方案,能够考虑到各方面的问题和因素,保障建筑工程的顺利实施。通过这些方面的努力,保障医院建筑装修装饰在竣工后,可以快速启动使用。

(一)医院建筑工程的特点

医院的整个建筑格局要合理分布,在这样的安排之下,既能方便患者,又可以方便医生,还能一定程度上有效预防医院内部出现交叉感染等现象。医院不但要为医院的各类工作人员提供便利的工作条件,还需要为患者提供各方面的服务。医院本身具备的条件已经确定了医院所需要承担的责任,如医院的办公室和科研室等的特殊要求,医院内许多需要配置的无障碍设施等,这些都是在施工时需要考虑的问题。在医院进行建造的过程中,对医院的区域进行划分也很重要,主要包括人与物、患者与医疗人员、感染区和正常区之间的划分,以便供特殊情况的患者行动,还可以便于医疗人员进行管理。

(二)强化装修设计图纸流程管理

因为医院内部的各个装修点都有专门的要求,所以医院项目的装修设计图纸需要进行严密设计,并根据医院建筑行业的标准展开建筑工程图纸设计,对细节进行严密把控,对医院内部不同的项目和区域进行不同的设计施工。一般施工的内容包括电气工程施工、地面铺设工程施工、给排水施工等,因为医院的环境相对特殊,所以也要注意通风,保障其采光良好,在进行工程设计和装修时,要采用比较安全、简单、温馨的设计风

格,严格把控设计工艺,保障其与设计图纸相一致,这样才能够进一步满足医院建设的要求。

通常情况下,大型医院的内部装修工程分为多个方面,首先,它所涉及的设计专业性要求极高而且类型多样,包括了整个装修工程的各个分项工程,其次就是它涵盖的种类和工程类型极多。例如,空调安装工程、电气安装工程、消防系统工程等多个工种同时开展,就会给施工现场带来极大的工作麻烦,而且整个工程量相对较大,但是工期非常短,所以对于装修的精度以及质量都要求相对较高,所以在开展项目施工安装时,要采用更加先进的技术手段,保障工程的质量达标。

（三）医院建筑施工的项目管理

由于医院本身就存在特殊的性质,所以在它建造的过程中,就要开始从它内部的管理机制进行全方位考虑,以此来保障医院能够规范有效地进行合理化发展。

1. 建立施工项目管理层

若想高质量快速地完成医院的建造工程,就必须完整掌握医院的特点和特殊要求。首先要从工程中项目的不同管理层入手,然后对其中的事宜共同进行商讨和解决。例如,当在方案的确立和资金的拨动方面出现分歧时,要交给上层领导进行决策。

2. 确立项目负责人

项目负责人要根据建筑工程的特殊性进行安排,因此他承担着较大的责任与义务,要对整个工程的规模进行了解,并有掌控大局的能力。如果工程中出现了分歧,为了避免不必要的纷争,项目负责人就必须对其进行合理的调解。因此,医院建筑工程顺利实施的关键在于项目负责人。

（四）项目管理的主要内容

1. 准备阶段

在建筑施工开始前,必须先获得政府的审核证书;另一方面,要完整掌握医院建筑的构造和工程结构。例如对环境进行评估、获得建筑和施工许可证等。图纸的设计和最后会审是重要的两个环节,图纸的内容主要包括结构图、消防通道设计图、排水道施工图等,并且在会审期间的各个环节都要精确到最小的误差,保障工程的准确性。要及时对施工的各个环节提出改善意见,为之后的衡量提供证据,避免因为难以解决突发的事件而影响施工的进度。必要时还可以让科室的负责人与工程负责人进行沟通,商讨出工程的最佳方案。并且在确认图纸之后要及时严谨地进行审查工作,双方之间及时沟通。

由于医院的各个科室的特点都不同,所以这些特殊的房间都要实行适合自身的设计方案。每个医院应该会有病理实验室,这些实验室尽管名称相同,但需求却不同。例如净化层流方面,就不同于一般的民用空调,需要通过过滤器将完全洁净的空气送入实验室。对这些特殊设备的会审,要明确对它们的技术要求,并核定一些技术指标,及时进行多方沟通复核。

要做好费用核算,制定合理的项目预算。在施工的过程中,对施工材料的选择非常重要,装饰材料的种类和质量都有很大差异,选择符合设计要求且在预算之内的装饰材料是极为重要的。对施工材料的选择需要设计单位、施工单位和监理单位等共同协商确定。对于医院建筑的装饰材料,现场的工作人员可以根据图纸来进行抽查。要及时清理掉不合格的建筑材料。

2. 进行阶段

在施工准备阶段之后,对施工的各个阶段都要进行督促,充分发挥项目负责人的作用。将图纸在审查过程中出现的疑难点及时向施工队进行传达。在工程进行施工的过程中,建筑方和医院方都需要进行详细记录,不只是数据的誊写,还可以借助拍照录像等多媒体的方式。对设备和材料价格的波动进行记录,以便向医院方进行汇报。

（五）竣工阶段

1. 核对竣工的效果

要对工程在实施之前商定的条件进行核对,并且检测核对的结果是否与商定好的条件相符合。此外,还要检测相关要求是否符合医院的要求,例如洁净度检测、反射性检测等。必须要避免建筑质量与医疗指标不能双达标的现象。

2. 核对工程验收的记录

要认真地核对工程的合格度,并且核对后的文件要交给工程师进行确认。对工程验收的核对是为了防止出现工程误工却不及时上报的不良现象,会很大程度上影响医院的投入使用。

我国的经济实力在与日俱增,相应的对物质水平的要求也会随之上涨,因此社会各界对医疗事业的发展会更加重视。因此,对医院建筑装修中的项目管理进行研究是大有益处的,不仅保障了医院建筑工程施工的顺利进行,还促进了我国医疗事业的与时俱进。

二、医院建筑项目的工程监理

现代医院的建设是一项规模较大、功能众多、结构复杂、式样多种的工程项目,需要引入和发挥工程监理机制。工程监理的目标或任务主要体现在设备工程建设的 3 个控制,即质量控制、投资控制、进度控制。为此,监理人员必须做好组织协调、合同管理和信息资料管理等工作,此外还要监督和协助加强安全生产管理工作。质量、投资、进度控制,合同、信息资料、安全管理,组织协调,通俗地说,就是所谓的"三控制三管理一协调"。优化工程监理的质量管理策略如下。

1. 严格规范工程建设项目监理的招投标

规范选择监理的招投标过程,选用符合要求的监理单位:一定要通过有关部门的鉴定,取得监理资格证书,严格按照批准的资质等级,有效地完成并落实自身的监理资质。

2. 明确监理的基本职责

工程施工监理当中涉及的主要职责体现在以下几个方面,包括前期的准备工作以及质量的管理和控制,同时还会涉及工程项目的进度以及投资合同和信息化管理等。明确监理的基本职责,保障各环节工作的有序开展,将工程项目的进展作为基本条件。

工程的事前控制。在建设工程开工之前,施工方与监理方要完成各自项目组的组件工资,完善组织架构,明确人员配置,明确部门及成员的岗位职责,加强与该项目相关所有参建单位的沟通,了解具体情况,熟悉设计方案,施工图纸的设计及交底,掌握各条线的布局及实际情况。建设、监理、施工可以根据项目情况建立《项目管理实施细则》,实行奖惩制度,用于约束施工行为,保障工程有序开展,提高管理效率。

质量管理及控制。建筑工程施工中,质量控制尤为关键,直接关乎建筑工程的施工质量。建筑工程质量控制本质上是实现工程质量目标的动态过程。科学选择工程施工方案和施工材料,是促使工程高质量完工的重要基础。所以,为提高建筑工程施工质量,务必严格控制建筑材料的核心性能,合理利用材料本身的优势和特点,全方位满足人们对工程建设的各项要求。提升施工安全,监理要落实安全管理责任制,分解安全管理目标,明确各层安全指标,明确管理职责,全员树立安全管理意识,加大检查力度,对发现的问题进行整改并跟踪落实。

第五节　通　用　设　备

一、后勤通用设备运行的信息化管理

现代医院后勤管理运行专业化是提升医院整体管理水平和质量保障的重要一环,在新医改的形势下,随着各类信息化技术、物联网技术、人工智能领域的高速发展以及医院不断扩建改建过程中对于基础设施设备的优化和智能化配备,医院后勤管理也逐步走向物联、智能可视化及数据决策精准化管理模式,推进医院后勤服务社会化改革。

医院后勤管理工作的核心在于"安全""效率""成本"三位一体的综合管控,为不断提升管理能力,国内医院在后勤管理领域也做了不少尝试:从早期的经验管理发展为了制度流程化管理和科学化管理;从之前的人为管理转化为信息化管理。医院后勤保障系统作为医院全质量管理体系的一个重要组成部分,承担了大量的基础管理工作,以保障支持医院医疗服务的低风险、高效率的运行。

以上海一院为例,近几年,医院后勤运行保障管理由粗放管理逐步向标准化、精益化、规范化、科学化、专业化管理转型;逐步涵盖了机电设备管理、动力运行管理、物业服务管理、医疗设备管理、物资供应保障、固定资产管理、安全管理、基本建设等主要内容,成为支撑与保障医院正常运行的重要基础,管理的复杂程度、专业化程度不断增加。

（一）后勤运行智能化管理的特点

随着物联网技术与大数据分析的广泛应用,面对海量的数据、成本效益控制的压力、多系统间紧密联系的要求,医院后勤保障管理必须在精益化与信息化的基础上再次提升能级,通过严谨科学的顶层设计,系统谋划后勤运行管理平台的整体框架,全面整合"信息孤岛"。

要实现后勤运行数据的自动实时采集、定期报表呈现、多维度数据交叉分析等。对新老院区设备运行与能源计量监测点位进行维护扩充,对原有传感器进行维护校准,确保数据采集的准确性、自动化。基于统一的基础数据库,可实时抽取各系统模块中的数据进行多维度交叉分析,并运用数据可视化方法展示,建成统一的监控监测平台,对重要设施设备、重要运行指标进行实时监测、早期预警。

（二）后勤智能化建设发展中存在的不足

1. 物联网设施布局覆盖率不高

医院在历史发展过程中,新旧交错的设施设备和老旧楼宇建筑区域设施设备的覆盖不完整或基础条件不具备,导致物联网体系布局的覆盖率不够高,覆盖深度不够。

2. 信息系统建设存在孤岛

后勤涉及范围广而杂,在一些专项领域有了不少信息化系统建设,例如设备监控、物资管理、维修管理、安防管理、订餐管理等,但在整个后勤整体化 IT 平台建设上整合度和完整度不够,信息孤岛较多,尤其在与医院内其他业务相关系统上基本没有对接关联,对于外部影响因素的考虑较少。

3. 应用层面不完整

从当前国内医院后勤化系统建设应用层面来看,更多还是在中、基层管理维度设计的管控信息化应用,对于涉及中高层层面的数据化决策驱动应用较少。

以上几类改进点的存在也说明了在医院后勤信息化、智能化管理发展过程中,顶层设计的前瞻性、系统性还不够,同时对于自身后勤管理体系的建设梳理也需要并行开展,确保软硬条件的有机匹配整合。

（三）通用设备信息化管理

1. 基于 BIM 技术的运维管理

利用 BIM 建模技术,加入运维所需的运维模型参数,包括建筑、设备类各类信息、位置信息等,方便后期建筑、设备运维工作开展时进行可视化的查询、数据调用;同时利用可视化模型,联动各类设备运行预警,形成快速的预警定位和相关环境影响分析;针对专业类各类管线系统进行模型可视化展现,方便进行管线分析、阀门定位等日常管理工作,同时为相关维修工作提供信息分析,提高维修效率;利用三维模型整合相关数据进行空间类数据分析和统计,实现对能耗、设备运维等领域的交叉分析评价。

2. 设备监控

针对重点监控管理的设备进行远程监控,可设定预警、报警等各个参数阈值和通知对象来触发潜在安全隐患的通知功能;同时可以随时查看各设备当前运行数据,并进行综合的运行数据分析,获取设备健康状态的评估和设备利用效率的评估。

3. 能源计量

针对水、电、煤、气等能源消耗情况进行智能化设备的计量监测,实时统计医院内能源消耗情况,并可针对各类分析维度进行综合能耗类分析,例如单位面积、单位收益、单位门诊量、不同类型专业系统细分等维度。

4. 冷链管理

需对接现有 SPD 系统,对冷链系统涉及的温湿度数据进行汇总分析,可查阅、导出设备每天的最高、最低温度,形成相应的分析报告,从而可以直接了解超温状况及超温原因,使得分析原因更为便捷,同时可查询所有设施当前及历史的温湿度数据变化,具备多种查询方式;也可集成对超标环境参数及系统硬件故障发送预警/报警信息。

5. 轨道物流监测

针对医院内轨道物流设备,进行设备对接式的智能化监控,实现对于轨道物流的运行状态监控,各个站点情况的监控,同时依据监控数据进行故障报警和异常预警,对接报修维修模块,追溯轨道物流的维修信息和历史;配套建设人工智能调度功能来确保轨道物流运送的高效运行,同时对其运行数据进行自动化统计分析,形成运行效率的评价指标。

6. 医用气体远程监测

针对医用气体整体系统进行运行监控,尤其在压力监测点的设置上确保全面覆盖,实现实时对医用气体系统运行状况的监控,通过预警、报警阈值的设置实现系统自动化的平台预警、报警,并能远程提醒对应管理人员进行处理;同时通过历史运行数据统计分析形成对于设备状况的评价,并联动维修、保养部分。

二、施工流程和安全管理中的电力工程管理

伴随社会经济效益体量快速增长、城市化进程的不断深入,人们对电力等资源需求急剧增加,供电部门就需要不断建设不同电压等级的电力工程来满足需求。目前在建

电力工程施工流程、安全管理及质量控制等相关问题尤为突出。

在电力运行系统中,电力项目工程施工质量的可靠性是保障系统安全运行的基础条件,不过,在电力工程施工过程中,部分施工单位一味追求施工进度,忽视安全、质量因素,缩短必要的施工环节、工期,同时施工作业人员遵守安全规程和流程的意识较差,往往会在电力施工中给实际生产带来安全隐患。另外,有施工单位没有经过必要的安全知识培训和岗前合格考核就安排作业人员上岗,致使作业人员自身安全意识薄弱,抑或是长时间从事作业活动引发疲劳而危害人身安全和现场生产建设的进行。假如项目现场突发安全事故,建设单位、施工单位将会面临人员和资金的损失,不利于电力工程推进施工。所以应重点关注电力工程建设各个环节的施工质量。

（一）施工流程分析

目前电力工程的主要施工类型有大、中、小型变电站、输变电排管敷设以及 35 kV、10 kV 配电线路等施工类型之分。施工单位依据实际的工程施工情况、类型,结合工程施工的具体特点来开展施工作业。以 110 kV 变电站施工作业为例,施工方首先在建设单位指定区域内进行土建、桩基作业,完成后再进行室内设备安装,并在电缆层内敷设一次电缆、控制室内敷设二次电缆,将控制信号按图纸要求接入电力二次控制柜内。接着电力一、二次系统的施工方要根据变电站设计图纸要求安装相关屏柜。从施工整体布局角度来看,存在有多家单位协调沟通事宜,分别为:施工准备以及场地准备工作;依据要求建设施工临时设施;与参加各方单位会审图纸并做交底记录;当技术方案确定后,施工单位要进行材料、设备方面准备事宜;对建筑物的标高、基准线进行控制及复测;设备基础制作与处理;安装协议中设备及有关设备附属系统;对设备基础和底座间进行二次灌浆,试运行以及联合试运转。

（二）施工安全管理问题

1. 责任体系与安全管理落实不到位

我国已提出多项针对电力工程施工安全管理相关措施,但在电力工程施工现场安全管理执行力度上,存在有管理人员对安全管理的重视程度低,进而引发在安全管理制度上、审批施工方案措施程序上不完善和执行力度不足等问题。目前在电力工程施工中,安全责任往往没有明确界定。施工企业、监理单位和建设单位之间的安全责任分工不明确,很容易发生责任推卸的问题。

2. 管理能力不足不能解决施工交叉混乱问题

在大型电力施工项目中,多家施工单位人员交叉作业,存在管理混乱问题,间接关系到操作者的个人安全以及邻近作业人员的安全。少数施工方对作业人员、施工人员的岗前技能培训严重不足,缺乏系统的安全培训,无法提高施工人员的安全意识和安全技能,导致施工人员对施工程序与顺序以及危险点注意事项等方面的重视程度不足,致使现场违章作业或者违章指挥的状况时有发生,对安全管理工作的开展有一定影响。

3.专业分包和劳务分包的管理问题

在当前电力工程施工过程中,主要将施工人员分为专业分包和劳务分包。如专业分包和劳务分包在施工中出现安全或质量问题,工程施工就会受到影响。例如当施工方不明确分包管理责任时,在分包作业过程中各种各样的问题就会接踵而至;受到现场施工人员能力差异的影响,劳务分配呈现不合理状况,进而衍生出安全隐患。在项目现场的常规管理中,施工方在日常工作管理中有疏忽、不足问题,对安全管理执行会带来不好的效应。例如,对施工现场区域内的工器具、劳动防护用品管理不到位以及施工质量登记表记录不详细等,都会带来一定的安全隐患。

(三)施工安全管理策略

针对以上问题,现场施工方应制定安全管理策略并落到实处,改善现有施工问题,促使其从安全管理的有关标准出发进行相关管理工作。现场施工单位应充分考虑项目特点,制定详细有效的安全管理策略,并将制度落到实处,才能将存在的施工问题进行改善调整。要从安全管理标准出发来进行项目管理工作,建设标准化的施工团队,同时促进电力工程施工现场环境卫生状况,在工序、质量因素关键点控制上对施工安全管理机制进行调整,提升建筑施工行业竞争能力。

电力工程施工流程较为烦琐,影响施工安全、质量方面的因素众多。施工单位要落实安全生产责任体系管理制度,加强现场安全管理,强化现场安全监督工作,把控施工工序质量。在明确各环节具体流程情况下,结合过往工程类似经验,对现场施工会出现的安全问题、管理要点及难点进行整理分析,从多角度多思维出发,制定合理的安全管理策略。

三、可正负压切换隔离病房通风空调管理

医学领域中,隔离病房具有阻断感染性疾病病原体、控制医院感染等应用价值,通风空调系统的有效设计,可调整病房内气流组织、温湿度参数,避免病房内病菌流出。下面以可正负压切换隔离病房为例,对该类病房的通风空调设计展开分析,借此明确压差不同时病房通风空调设计要求,强化隔离病房净化功能。

感染性疾病出现后,隔离病房应运而生。在医院隔离病房现代化建设中,可正负压切换隔离病房应用价值凸显,但该类隔离病房在建设中,需采用综合型通风空调设计,以满足病房状态切换时的空气净化要求。对可正负压切换隔离病房通风空调设计展开研究,旨在增强医院隔离病房基本功能,优化医院通风空调系统整体布局。

(一)可正负压切换隔离病房相关概述

可正负压切换隔离病房,是在传统负压隔离病房建设基础上所设计的新型病房,具

体包括通风空调、给排水、治疗室等组成部分。该类隔离病房在具体使用中,通风空调系统可将外部新鲜空气汇集到隔离病房风机口,进行加热、制冷处理后,将空气送入隔离病房内,起到净化病房空气、预防感染的作用。相关人员可在自控装置中调整通风空调系统中排风量,使其小于风机送风量时,隔离病房将被调整到正压状态,反之,则为负压状态。可正负压切换隔离病房产生后,医院管理人员可实时控制风机内风量,灵活切换隔离病房内正压、负压状态,继而满足病房隔离感染、防疫、无菌治疗的基本需求,提高医院内医疗服务水平。

（二）正、负压隔离病房通风空调设计要求

1. 负压隔离病房

负压隔离病房通风空调的设计核心思想在于控制区域内微生物污染。设计人员可在科学布局病房基础上,利用通风空调净化功能,消除隔离病房内污染物质。医院隔离病区内,污染区是建设隔离病房的最佳场所,为将隔离病房内病菌、感染物质控制在污染区范围中,需在通风空调设计中控制压差,使区域内风向处于定向流动状态。另外,通风空调设计中,应利用空调系统过滤消毒作用,阻断隔离病房内病菌传播,同时定期消毒处理病房内排风口过滤装置,而在设计隔离病房中通风气流组织时,应重视病房内涡流、回流的控制,并将回风口设置在患者头部,送风口则应处于探视、医护人员站位处。

2. 正压隔离病房

首先,正压隔离病房通风空调设计时,可根据病房内区域压力状态,监控病房压差,通过调整空调系统送风量对气流进行合理控制,使高净化水平的空气可流通到病房内低净化水平区域。其次,由于隔离病房内患者抵抗能力较差,空调系统在提供净化、温度调整等服务时,还应在送风口设计消毒过滤器,在将风机内气流清洁后送入病房。最后,新风量影响正压隔离病房通风空调基本能耗,为避免造成能量损耗,应合理控制新风补充量。

（三）可正负压切换隔离病房通风空调设计

1. 设计参数分析

第一,压力梯度。可正负压切换隔离病房设计中,相关人员需重视压力梯度控制,确保系统在正常运行时,不会影响患者舒适度。具体来说,隔离病房内压力梯度越大时,需在空调设计中强化病房内气密性,但会造成系统运行成本增加,而压力梯度较小时,却会导致病区内感染控制不到位,安全隐患风险严重。因此,相关人员应结合病房内负压控制等级,调整室内静压差高于5Pa,并且在正常情况下,将病房内部压力梯度提高到正压状态,将其作为保护性病房,使病房内洁净度处于稳定状态。但在产生应急隔离问题时,可基于具体感染、病菌传播情况,对隔离病房内静压取值展开分析,确保污染区内空气流向不会蔓延到病区其他区域。

第二,净化模式。通常情况下,医院内负压隔离病房洁净水平要求尚处于标准范围内,仅需注意预防内部空气污染物质蔓延,而在隔离病房状态为正压时,通风空调设计应满足病房的高洁净度需求,设置多层过滤模式,净化送风口内部气流、病房内空气。

第三,气流组织。针对可正负压切换隔离病房,通风空调可在设计中使气流组织满足病房应急处理时的基本要求,固定隔离病房内空气流通方向,从而在空调排风口、送风口布设中,让病房内已净化空气优先流经探视人员、医护人员,并将污染后空气快速排送到空调排风口。

2. 通风空调设计

通风空调设计时,可基于可正负压切换隔离病房污染程度、区域分布等信息,预防感染泄露、交叉感染风险,为此,相关人员应分开设计隔离病房内清洁、污染、未污染区域的通风空调,继而在解决病区感染问题基础上,节约系统运行能耗。

具体地说,其一,平时状态,即正压隔离病房。结合该类隔离病房局部百级、周边区域万级、其余房间十万级等洁净度要求,灵活设计通风空调系统。首先,针对局部百级区域,相关人员需增加换气次数,并且为有效控制系统内机组风量,满足可正负压切换隔离病房状态更换要求,应在一定范围内利用可循环净化机组、层流罩支撑空调系统。其次,周边区域内空调系统可采用集中型净化装置,通过安装、设计一次性回风体系,使回风能够和新风混合消毒处理后进入室内。再者,通风空调系统中,各子净化装置可根据医院隔离病房使用情况独立启动、停止,医护人员只需在病房使用时开启空调净化装置,就能够将隔离病房调整到正压状态,有利于减少系统持续运行能耗。最后,相关人员可在通风空调系统中增加变风量阀,根据提前所设定的风量数值,控制病房内基本风量,维持隔离病房正压。

其二,应急状态,即负压隔离病房。在隔离病房切换为负压状态时,空调系统可自动将下回风口转变为速率较高的回风口,该回风口具有过滤、消毒功能,且系统会启动专用排风设备,将系统内空调装置运行模式调整为"新风直流",同时在引进新风时,系统内净化设备可预处理气流温湿度,使其从过滤性送风口进入病房。另外,隔离病房处于负压状态时,通风空调会增设回收设备,让系统在能量回收基础上,预防污染隐患,并且在病房内气流组织与正压状态保持一致时,排风管上所设计的变风量阀运行速度增加,将病房内压差调整到标准范围内。

3. 通风空调系统自控体系设计

可正负压切换隔离病房使用过程中,病房内通风空调设计体系中应增加自控装置,确保空调系统稳定、安全运行,增强病房内空气流向准确性。一方面,该自控装置可在设计中,利用温湿度测量仪器,使空调在制冷、除湿时具有自动测量功能,时刻让患者处于舒适状态。另一方面,在病房切换至负压状态时,代表患者携带着感染物质,若感染物质流出病房将造成医院内部感染,危及周边人员安全。因此,通风空调控制系统应具有阻断污染功能,可在应急事件发生后自动调整空调内排风、送风、净化机组各项参数,将感染物质控制在隔离病房内。另外,为避免系统故障导致病房内空气净化、消毒处理不及时,相关人员在通风空调系统自控体系设计时,还应立即给出报警信号,定位故障位置。

综上所述,由于可正负压切换隔离病房的特殊性,在病房内设计通风空调系统时,需要根据正压、负压状态时病房内压差控制、清洁度需求,使空调系统在感知压差变化后,自动转变系统运行模式,从而在通风空调灵活运用中,合理调整病房内换气、排风、气流过滤参数,清除内部污染,保护医护人员、患者健康。

四、医院电梯安全管理

管理医院使用年限超过十几年的电梯是一个严峻的问题。使用年限较长的电梯每天在大流量的高负荷使用情况下,故障的发生频率也渐渐上升。现今公共建筑已经无法离开电梯运行,而国内外电梯的安全事故历历在目,如何安全地使用电梯,是一个刻不容缓且无法回避的重任。医院是一个比较特殊的电梯使用场所,电梯的安全监管不仅影响着乘客的安全,也关乎患者的生命。相比其他公共场所,医院对电梯的要求更高,依赖性更强,在医院中发生的电梯事故的影响也更为严重。

《中华人民共和国特种设备安全法》对电梯安全工作十分重视,在人员安全、制度建设、经费保障以及监督考核方面都非常严格。截至 2023 年年底,上海一院总共有 118 台电梯,其中垂直电梯为 88 台,自动扶梯为 32 台;有多个品牌电梯同时使用,其中 44 台电梯都是使用了十几年的老电梯。电梯多且老旧,造成了电梯安全管理人员的工作量增加,工作难度加大。

医院是一个使用电梯频率非常高的场所,其中病房楼电梯基本是 24 小时运行,对电梯性能和稳定性要求非常高。这时候,电梯也容易出现故障。加上医院实际人流量已经远远高于原先的设计人流量,导致电梯始终保持着高负荷运作。而且医院的电梯乘客来自各个职业,年龄、文化程度各不相同,文明安全乘坐电梯知识不足是一个很大的不可控因素。鉴于这个情况,大型公立医院多数为电梯配备司机来进行安全管理。

电梯困人是一个难以逃避的问题。虽然医院有常驻电梯维修人员,但是部分乘客的不文明乘坐电梯行为依旧无法避免,部分运送被服的工作人员也会因使用不当导致电梯故障。医院必须制定电梯应急救援预案,设置应急救援小组。电梯的机房管理、三角钥匙管理、三方对讲管理要求更高。需要对某些突发性灾害,如停电、火灾、地震等状况进行每年一次的应急救援演练,以保障发生紧急情况时的救援速度。医院需要建立详细的电梯档案并借助信息化手段来管理。信息化物联网是电梯管理的终极形态。电梯物联网是指只要电梯发生困人事件,整个系统会立即启动分级响应的救援机制。在电梯物联网控制下,电梯故障消息将优先第一时间通过手机或网络传送至电梯维保人员。目前,电梯智能化主要包含控制器、传感器等,关键在于电机和驱动器以及楼宇管理系统,通过操作面板对电子设备的控制以及着陆系统覆盖下电梯的现代化。

物联网技术不但改变了电梯电机的运行模式,也在改变着医院电梯工的作业方式。现在,通过智能系统,可以拿着移动终端,与中央远程监控几乎保持同步,第一时间就能知道管辖的社区电梯故障,并且还能主动检测,找到潜在风险,应急救援人员还能借助这一系统实时了解电梯内乘客的状况,及时为电梯内的乘客提供安全保护知识。以电梯制动器为例,系统会下达指令,暂停使用、保持电梯中间无人,然后进行刹车验证试验。测试过程中,电梯马达会在系统控制下施加转矩,模拟电梯在超载情况下加力升降,若发现制动器无法使电梯在指令楼层停下,就会发出需要进行保养的提醒,防患于未然。

医院是一个人员流动非常频繁的场所,应加大电梯安全的宣教工作,引入信息化管理系统,定期做好应急救援演练工作,以保障电梯的安全运行。

第六节　物　　资

在社会经济快速发展的背景下,人们健康意识有了很大的提高,对医院医疗卫生服务提出了更高的要求。此种情况下,为保障临床医疗活动可以良好展开,提供充足、优质的医疗物资是非常必要的,故应加强医院后勤物资管理。但以往医院后勤物资管理采用人工管理方式,物资管理效率较低,难以满足实际需求,所以,应当加强信息化建设。

对于医院而言,后勤物资管理非常重要。根据医院各科室及各部门运行的实际情况,准确把握医院物资需求,加强物资采购、物资入库、物资出库、物资存放等方面的管控,可以保障医院的正常运行。但实际情况则不然。部分医院后勤物资管理成效不显著,管理不到位、不合理,导致物资管理难以满足实际需求。对此,应当基于信息化条件,科学合理地构建后勤物资管理系统,实现后勤物资管理信息化、现代化,满足科室物资应用需求,促使医院良好运行与发展。

一、医院后勤物资管理系统

(一) 构建目标

由于医院物资需求量较大,需要配备的后勤物资种类及数量较多,并且其消耗较快、变化较大,若长期采用人工方式进行后勤物资管理,容易受主观、客观因素影响,导致后勤物资管理出现一些问题,进而影响医院各科室、部门的正常运转。为避免此种情况的发生,应认识到信息化技术的应用价值,积极创造条件,促进医院后勤物资管理革新,构建后勤物资管理系统,对后勤物资予以信息化管控,如此不仅可以减少人力、物力的消耗,还能够大大提高物资管理的质量和效率。

相对于传统医院后勤物资管理而言,信息化技术支持的后勤物资管理系统的应用具有以下优势:

(1) 提高管理效率。依托信息化技术来构建和应用后勤物资管理系统,可以实现物资使用、物资管控、物资供应、物资采购等各个流程的数字化操作,可大大提高物资管理的有效性,改变以往后勤物资管理滞后的局面。

(2) 降低管理成本。依托信息化技术来构建和应用后勤物资管理系统,可以使管理人员从琐碎、繁杂的日常管理工作中摆脱出来;可以利用该系统分析以往医院各科室、部门物资需求的情况,以此为准来合理调整物资采购时间、采购数量等,可大大降低物资浪费的现象,从而降低后勤物资管理成本。

(3) 提高后勤工作的科学性。以信息化技术为基础,根据实际需求创设后勤物资管理系统,可弥补后勤物资管理的不足,使之具有透明化、可视化、清晰化等特点,摸清该项管理中存在的一些问题,如工作流程设置不合理、管理制度存在缺陷等,以便相关工作人员予以针对性的处理,促使后勤工作能更加规范、科学、合理地展开。

(4) 提高后勤物资管理的规范性。依托信息化技术来构建和应用后勤物资管理系统,设置登录权限,使不同层级管理者具有不同的使用权限,如此可满足管理人员的实际需求,避免重要信息被盗用、后勤物资管理工作质量受到影响。

(二) 技术难题

无论是从理论还是实践的角度讲,医院后勤物资管理系统的构建都是可行、必要的。虽然市面上所推出的类似的管理系统较多,但很多与医院后勤物资管理的实际情况的契合度不高。这就需要医院根据后勤物资管理实际需求,充分利用信息化条件进行管理系统的设计。这一过程中可能面临诸多技术难题。

(1) 安全性要求。医院的职责是保卫生命安全和身体健康。这就要求医院所使用的物资的质量必须符合相关规范和要求,具有较高的使用价值,对保障患者生命安全及身体健康有积极的促进作用。鉴于此,医院后勤物资管理系统需要满足安全性要求,要对采购的物资的质量予以严格把关,避免质量不合格的物资进入医院。

(2) 管理对象繁多。医院设置的部门及科室较多,需要的物资种类较多,按照其重要程度分类,可分为非常重要、一般重要及不重要 3 个等级。其中,非常重要的物资为昂贵的医疗器械及药品等;一般重要的物资为医院办公的低值易耗品,如一次性卫生材料等;不重要的物资为病历本等。要求所构建的后勤物资管理系统可以规划物资种类及不同种类物资的重要程度,根据实际需求灵活调控。

(3) 实时性要求较高。物资提供是否得当直接决定医疗活动能否良好展开。部分物资有使用期限要求,若将超过有效期的物资应用于医疗活动中,可能引发安全事故。所以,构建的后勤物资管理系统还应当满足实时性要求,一方面要根据实际需求及库存量,及时、合理调控物资采购时间;另一方面要严格监控物资的使用期限,尽可能保障物资在有效期内被使用,避免出现过期使用、过期浪费等现象。

二、医院后勤物资管理系统功能需求分析

(一)系统功能需求分析

1. 物资采购申请业务流程

结合以往医院后勤物资管理实际情况,所构建的后勤物资管理系统应合理设置物资采购申请业务流程,即库房制定采购计划,科室制定采购计划、进行审核并提出采购申请。各科室根据实际需求制定采购计划书,将其上交至采购部门,合理设置采购周期。采购部门可根据该单据及采购周期,展开实际科室调研,明确需要采购物资的种类、数量、品牌,选择适合的供应商,之后将采购申请单递交上级部门,通过审核后由专门的采购人员进行物资采购。

2. 物资进出库管理

物资进出库管理是后勤物资管理系统的重要模块,可以准确地记录每一笔物资进库和出库的情况。供应商将物资运送至医院,相关工作人员需要逐一录入物资的基本信息,确保管理系统中记录全面且完整的信息,之后进行物资入库,如此相关工作人员可以随时随地查询物资,了解物资信息。物资出库管理则是由科室提交物资申请,之后仓库管理人员接受申请信息,对物资进行出库,并且记录物资出库信息,之后科室入库,对物资予以应用。

3. 物资盘点报废管理

后勤物资管理系统中设置物资盘点报废管理模块,可以定期或不定期进行库存物资盘点。在这一过程中,相关工作人员需要认识到某些物资频繁使用势必会产生不同程度的损耗,所以需要判断损耗严重的物资是否具有应用价值,如若没有应用价值,将直接报废,此时就需要盘点报废,调整系统内库存物资数量。利用后勤物资管理系统进行物资盘点,形成盘点表,可以加强对后勤物资的规范管理,促使后勤物资的工作状态处于最佳。

4. 财务管理业务流程

为了保障医院后勤物资管理系统运行中财务管理模块的有效应用,应详细记录物资采购所产生的费用,掌握后勤物资成本。在物资采购和入库完成后,相关工作人员应当依托管理系统,加强财务管理,掌握物资入库情况,收集整理物资采购的发票,将发票信息录入到系统之中,自动进行记账处理,之后对记账内容予以审核,保障付款信息真

实、准确、全面,掌握物资采购成本。

5. 报表管理功能

对于医院后勤物资管理系统而言,报表管理模块也是不可缺少的,可以提高管理效率,降低物资浪费概率。报表管理是每隔一定的周期就对物资使用情况予以分析和统计,之后整合处理数据信息,生成物品的使用频率报表。以此为依据,合理地调控物资采购时间,加强物资领用管理,真正做到物资的合理维护。

(二)系统性能需求分析

1. 运行性能

后勤物资管理系统是否良好运行,直接关系到后勤物资管理工作的质量与效率。为避免该系统发生异常,影响后勤物资管理效果,需要注意保障后勤物资管理系统运行性能良好。相关工作人员登录后勤物资管理系统,应对所需要的物资进行海量查询,注意信息是否完整。在输入数据或修改数据时出现错误,系统应能给出警告信息,提示其修改,以此来保障数据真实、准确。由于系统是面向实际应用的,在涉及医院海量物资信息查询中,需要改变以往手工操作的模式;应采取自动化操作的模式,以提高物资信息查询的准确性及高效性。为达成这一目标,应对后勤物资管理系统予以压力测试。

2. 安全性能

信息化条件支持的后勤物资管理系统的构建与应用,还应当具有较高的安全性能,避免遭受黑客攻击、病毒或木马入侵,致使该系统瘫痪或重要信息丢失;避免系统自身运行异常,导致重要信息丢失。要想真正做到这一点,一方面需要合理设置系统登录权限,以便相关工作人员通过身份认证后才能成功登录系统,之后从保障信息数据安全的角度出发,合理设置不同等级用户的使用权限,使之可以搜索和使用权限范围内的数据信息,保障系统使用安全。另一方面后勤物资管理系统需要具有较强的安全性能,避免在数据维护中给该系统带来负面影响,保障系统安全。

3. 实用性和可扩展性

医院后勤物资管理系统构建的根本目标是提高后勤物资管理工作的质量与效率,所以在构建该系统的过程中需要充分考虑以往后勤物资管理的实际情况,根据医务人员的使用习惯,合理地设置该系统,增强系统的实用性和可扩展性。在医院后勤物资管理需求增加时,可增设新功能,并且保障系统兼容、灵活、有效。

三、医院后勤物资管理系统设计

(一)业务流程确定

为了保障所构建的医院后勤物资管理系统可以贴合实际管理工作,辅助实际管理工作,提高后勤物资管控的有效性、科学性及合理性,应根据实际情况,科学合理地设计业务流程,即"科室提交采购申请—后勤科室采购入库—发放出库—建档—月结—盘点"。其中,对于固定资产的维修、报废,也应采用统一管理,即统一由临床科室提供报修申请单,后勤科室安排工人维修等。

（二）系统架构设计

为保障医院后勤物资管理系统的灵活、有效应用,且能满足实际管理需求,需要保障各层之间相互关联,并且中间层向上层提供访问接口,以便实现自上而下的连接与依赖。

1. 网络结构设计

为保障后勤物资管理系统具有较强的使用性能和安全性能,使之持续稳定运行,网络拓扑结构设计中设置混合拓扑结构,满足系统代码的重用需求及系统的可移植需求。系统采用 C/S 三层架构,客户机/服务器模式,方便各科室利用软件访问物资管理系统,进入数据库,随时查询物资信息,拟定物资采购申请单。

为了保障医院后勤物资管理系统可以良好地运行,促使数据录入、分类、存储、查询、共享、删除等操作得以实现,需要在设置网络结构之际,在最上层根据实际需求及相关标准,合理设置数据库服务器。通常情况下,设置 Oracle 数据库,它具有稳定性、高效性、灵活性等特点,不仅能够支持常规操作,还能够支持大批量数据信息的处理;在最下层设置客户机层,相当于网络拓扑结构的显示层,方便用户通过应用软件进入系统数据库,进行搜集或共享数据等操作。

2. 系统组织结构分析

医院后勤物资管理系统的组织结构是:第一级层包括基本信息、日常管理、查询统计、系统管理及财务管理。其中,基本信息包括供应商信息、客户信息及仓库信息;日常管理包括入库管理、出库管理及库存盘点;查询统计则包括过期物资查询、短线物资查询及超储物资查询;系统管理包括数据备份、数据还原及岗位分配;财务管理包括发票登记、物资入库通知、红发票登入、报表输出、账册查询打印。

为了保障医院后勤管理系统可以满足实际需求,在具体设计组织结构的过程中,要保障所涉及的各模块可以执行,选择适合的开发语言,避免影响后期维护。系统逻辑分层应相对独立,不因某个模块异常而影响其他模块应用。为保障系统安全,需要注意对每个用户的权限予以设置,未经授权的用户不可以读取数据。

3. 系统数据流分析

医院后勤管理系统数据流分析如图 3 - 4。

（三）数据库设计

1. 数据库架构设计

为保障数据库满足实际应用需求,在具体进行数据库设计的过程中,相关设计人员

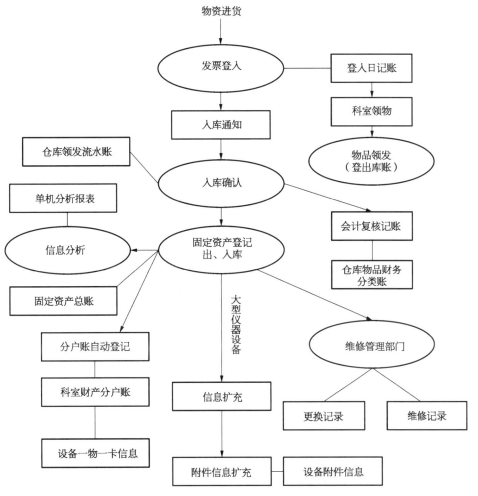

图3-4 医院物资管理信息流

需要详细了解后勤物资管理的实际情况,结合系统的数据特征,科学合理地设置数据库架构。物资数据库涵盖物资类别、物资基本信息、申报材料审批等方面的信息,可以实现对物资相关信息的统一管理。工程数据库涵盖固定资产、基本项目及工程承建方等方面的信息,可以实现对工程信息的统一管理。招投标数据库涵盖招标、投标及开标等方面的信息,可实现对物资及所有固定资产的招投标信息的统一管理。供应商数据库涵盖供应商基本信息及供应商证书文件等,可实现对物资、固定资产及消耗品的供应商信息的统一管理。维修数据库涵盖临床报废及报废处理等方面的信息。绩效考核数据库涵盖各种财务报表及临床工作量统计等方面的信息。

2. 数据库E-R模型

为了保障相关工作人员在登录物资管理系统后,可以进入数据库查询目标物资,满足实际应用需求,需要科学合理地进行数据库E-R模型设计,如图3-5。

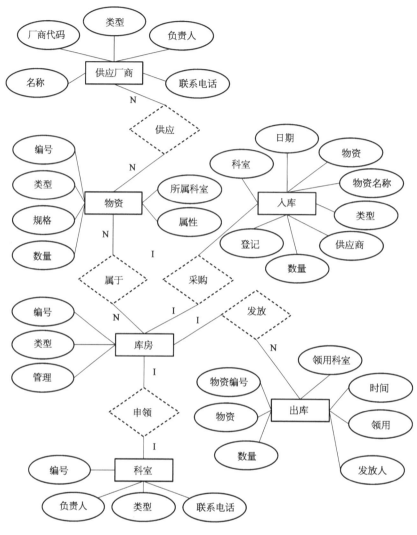

图 3-5 数据库 E-R 模型

3. 数据库表结构设计

在确定医院后勤物资管理模型的数据库 E-R 模型的基础上,需要科学合理地设计数据库表结构,具体包括用户、部门、公告等方面的信息数据库表。数据信息应包括用户编号、姓名、联系方式、身份证号、部门编号、部门总人数等数据。

四、医院后勤物资管理系统实现

(一) 功能实现

1. 系统管理模块

在完成医院后勤物资管理系统构建后,系统管理模块的实现,应保障管理人在输入正确用户名和密码后可以成功登录该系统,之后仅能够在权限范围内操作(如收费主管只有查询权限),既满足实际需求又可保障系统安全。

2. 采购管理模块

完成医院后勤物资管理系统构建后,采购管理模块的实现,应保障采购部门可根据采购计划单及科室的实际需求,确定需要采购物资的数量、品牌、规格等信息。

3. 物资查询管理模块

完成医院后勤物资管理系统构建后,物资查询管理模块的实现,则是相关工作人员可输入目标物资条件,该系统可筛选出目标物资,使工作人员了解医院物资。

4. 物资入库管理模块

完成医院后勤物资管理系统构建后,物资入库管理模块的实现,则是通过系统录入所采购的物资的基本信息,物资入库管理界面可显示新录入物资的基本信息。

5. 物资出库管理模块

完成医院后勤物资管理系统构建后,物资出库管理模块的实现,则是科室提交物资领用申请之后,相关管理人员可利用该模块查询是否有此种物资,在确定有此种物资之后进行物资出库操作。

6. 财务管理模块

财务管理模块是在财务部门完成物资采购及物资入库之后,将对应的财务信息录入系统之中,系统对财务信息自动处理,在财务管理界面可显示财务挂账、凭证、发票、付款核销等方面的信息。

7. 报表管理模块

按一定的周期,对物资使用情况进行分析与统计,形成周期报表,有利于管理员对物资进行宏观调控,合理采购和维护,对物资进行规范管理,有效防止不必要的浪费。

(二)功能测试

医院后勤物资管理系统功能测试,采用黑盒测试和白盒测试。其中,黑盒测试是在软件的接口处进行;而白盒测试则是详细检查该系统各模块,尤其是细节之处。

在具体展开系统功能测试的过程中,主要是进行正确性测试,也就是对功能模块输入输出是否正确予以测试,主要包括普通管理员注册测试、管理员登录测试、管理员对通知公告信息管理的测试、查看医院后勤物资信息的测试、采购计划功能的测试、入库管理测试等。

在具体展开系统界面测试的过程中,主要是对功能主导栏是否正常、管理员注册界面是否简洁方便、管理员登录界面是否清晰明了、物资查询界面是否规整、出库领用界面是否布局合理等方面予以测试。

五、医院后勤物资供应流程研究

（一）医院后勤物资供应存在的问题

1. 后勤物资供应流程冗杂

医院后勤物资供应流程涵盖两个不同路径的业务流程,设置业务重叠的管理部门,致使物资供应在多个部门流转,不仅影响物资供应的及时性,还会增加物资供应成本。

2. 后勤物资储备供应不足

对医院后勤物资储备的实际情况予以了解和分析后发现:虽然后勤物资储备能够满足本院科室应用需求,但一旦发生重大卫生安全事件,医院后勤物资储备不足,难以保障卫生应急处理顺利展开。造成此种情况发生的根本原因是未能搭建准入平台,导致医院科室运作与后勤物资管理联系不够密切;后勤物资环节设置不合理,致使后勤物资管理无法细致合理地展开;后勤物资管理系统存在功能缺失的情况,无法有效运作、满足实际应用需求。

3. 后勤物资管理信息化程度偏低

医院注重后勤物资管理的信息化建设,提出"互联网＋"战略,依托互联网＋技术、信息化技术等构建后勤物资管理系统。虽然其根据医院发展需求及科室实际应用需求,对后勤物资管理系统予以更新和调整,但与实际业务需求的匹配度不高,导致其应用效果不佳。

（二）医院后勤物资供应流程设计

1. 后勤物资供应流程设计

在具体进行医院后勤物资供应流程设计的过程中,可采用 ESIA 优化法,即清除（Eliminate）、简化（Simplify）、整合（Integrate）和自动化（Automate）,剔除重复的部分,增加缺失的部分,提高后勤物资供应流程的完整性、可行性及有效性。具体的做法如下:

（1）清除和简化活动。在这一过程中,综合分析该医院后勤物资供应现有流程,确定对物资供应无任何意义的环节,之后根据实际情况及后勤物资供应需求,对可处理的环节予以剔除或合并,从而优化流程,缩减物资供应时间。例如,原有的物资采购阶段含有招标、议价及询价等环节,但事实上可通过所构建的后勤物资管理系统的采购管理模块,记录供应商信息,根据需要采购的物资,选择最佳的供应商来实现,所以优化物资供应流程可剔除招标、议价及询价等环节。

（2）整合活动。为提高该医院后勤物资供应质量,还应当识别、解决物资供应流程中会影响后勤工作质量和效率的环节。例如,科室和库房分别制定物资采购计划会影响物资采购效率,可通过后勤物资管理系统的物资采购模块,由科室制定采购计划,采购部门结合采购计划及库存量,生成物资采购单,之后提交物资采购申请单,如此可以避免两个部门同时申请等情况。利用 ESIA 优化法优化医院物资供应流程后,其流程如图 3-6 所示。

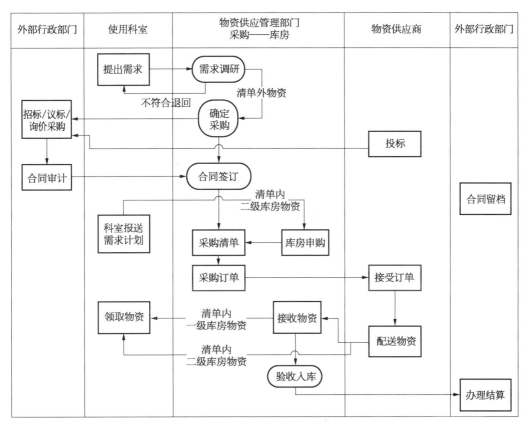

图 3-6 优化后医院物资供应流程图

2. 后勤物资管理系统设计

为弥补医院后勤物资管理系统存在的功能不齐全问题,医院方面与互联网公司合作,由后者组织对后勤物资管理系统予以升级改造。在具体进行后勤物资管理系统改造之前,技术人员与管理人员进行有效沟通,详细了解医院运行实际情况,尤其是后勤物资管理方面的情况,准确把握管理内容、管理流程及可能出现的问题。在此基础上,对后勤物资管理系统进行深入的分析,明确其结构、硬件系统及软件系统,分析系统功能缺少的根本原因。在此基础上依托信息化条件,对后勤物资管理系统予以改造升级,即系统结构为决策层、运作层及技术层(图 3-7)。其中,决策层制定管理目标,负责协调指挥各层之间的关系及活动,保障后勤物资供应管理到位;运作层负责规范后勤物资供应链上各项目活动良好发展,并且负责分解和实施各项目活动;技术层则负责后勤物资供应相关信息数据的共享、分析及技术支撑。

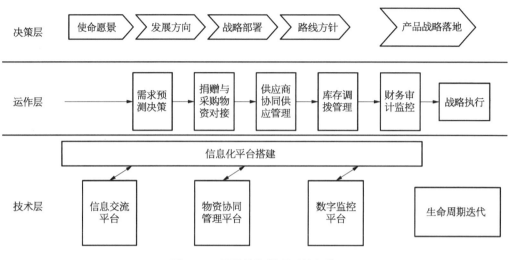

图 3-7 后勤物资管理系统架构

（三）医院后勤物资管理优化

对医院后勤物资供应流程及后勤物资管理系统予以优化后，后勤物资采购及库存管理实现革新。

1. 后勤物资采购管理革新

使用实施优化后的后勤物资供应流程及后勤物资管理系统进行物资采购管理时，首先是由各科室根据实际需求，拟定物资采购计划，并将其交给采购部门；采购部门根据采购计划及后勤物资管理系统出入库管理模块的库存信息，拟定物资采购单，并将物资采购单内容录入到管理系统之中，并在执行采购订单发送、物资出入库审核和财务结算等业务时共享这项数据；采购人员执行采购订单时，系统会自动带出相应物资的合同供应商和合同价格，将其发送到其供应商平台；财务人员通过系统内部查看合同内容，核实结算数据；在系统中设置合同到期提醒功能，提醒采购人员在合同到期前重新进行合同会签工作。

2. 后勤物资库存管理革新

进行物资库存管理时，实施优化后的后勤物资供应流程及后勤物资管理系统将该系统与重新构建的含有一级中心库房、二级库房，且设置 RFID 标签识别技术的库房相连，构建智慧库房。在对一级中心库房和二级库房进行物资录入和取出时，都会扫描物资的标签；后勤物资管理系统的物资出入库管理模块的入库信息和出库信息可自动调整，避免出现差错。

综上所述，医院后勤物资管理非常重要，直接关系到物资供应是否满足医疗活动开展的需求，间接关系到医院能否持续且良好地发展。回顾分析以往医院后勤物资管理的实际情况，采用人工方式容易受主观、客观因素的影响，导致物资供应不及时、不到位或不全面,给医院正常、良好运行带来一定负面影响。为改变这种局面,应当认识到信息化技术的应用价值,积极运用信息化条件来构建完善、适合的后勤物资管理系统,加强物资采购管理、物资出入库管理、财务管理等,为提高医院后勤物资管理的有效性创造条件。

第七节 医 用 气 体

一、医用气体工程设计要点及施工研究

医用气体是用于医疗诊断和生命救助的气体,主要由医用管道系统集中,其气体可以是单一的,也可以是混合成分气体,目前在实际应用中也包括医用真空。医用气体管道系统主要包括气源子系统、监测和报警子系统、阀门、终端组件等多个部分,是一项系统性的工程。由于医用气体与患者的生命健康息息相关,其重要性不言而喻,因此也把医用气体系统称作生命支持系统。

随着我国医疗事业的发展,医疗建筑的设施规模有了显著提升,医用气体系统逐渐在医疗建筑领域得到广泛应用。医用气体系统主要用于治疗和抢救患者、外科手术工作等情况,与患者的生命健康有密切联系,因此在工程施工时要科学合理地制定设计方案,保障施工的质量。

医院气体工程建设又被称为生命支持系统,医院气体工程是医院医疗设施中的一项特有工程技术措施,是保障患者生命安全和医院发展的必要条件。因为该系统综合性较强,技术含量高,包含多项工艺,其施工质量与最后使用性能息息相关。因此,合理设计很有必要,医院在设计气体工程方案时一定要综合考虑其有效性和安全性,并控制好施工质量。

(一)医用气体工程设计要点

1. 管道设计要点

(1)气体管道选择

在选择气体管道时,对管道的口径要求极为严格,管道口径的粗细会对气体端口的供气排气造成直接影响,很多时候正是因为诸多因素的影响,在设计方案中往往会将管道设计得过细。如果综合考虑医院的整体规模以及医院日后发展,过细的管道势必对患者吸入情况造成影响。因此,在这里建议设计时的管道管径不低于DN10,同时为管道预留出日后扩充改建的余地。

(2)气体管道材料选择

根据医用施工规范要求,医院在施工时可以使用的材料有两种,材质分别是铜和不锈钢。两种材料相比较,铜管比不锈钢管更耐腐蚀和高温,也不容易出现气体泄漏的现

象。因此,选材上可以选用脱脂铜管。

2. 气体站设计要点

(1)氧气站设计要点

氧气是医院内最常用的气体,供氧系统有 3 种,分别是汇流排、液氧、变压吸附,为保障氧气气体充足,大型医院通常都采用液氧供氧为主的供氧系统,汇流排为备用的供氧方式,以确保氧气供应量有保障。

医院中气体需求十分特殊,因此要求医院内的气体不能中断,要保持全天供应的模式。中心供气站配置中断气源供应的报警装置,一旦出现气源中断的现象,就会自动报警,医院相关人员听到警报时可以采取有效措施,保障气体供应输送,确保患者生命安全。

液氧站设计的要点在于:液氧系统为了保障日常供氧情况,应该设置自动监控报警系统;液氧系统中的氧气含量不得少于 3 天的用量;液氧罐应该放置在室外较空旷的区域,周围保障没有明火,以防发生意外;液氧储存罐罐体上必须安置防雷击和除静电的装置,电阻不得大于 10 Ω,防雷装置最大限额是 30 Ω,保障每年检查一次;液氧站需要保持通风,氧气浓度维持在 23% 以下;房间内禁止出现易燃物品;设置安全出口;室外合理设计接应氧气运输车的出口。

(2)负压吸引站设计要点

真空负压机房通常设置在医院内,条件不允许也可以设置在地下室,但是要注意正负压机房不能布置在一起,医院要加以重视。负压吸引站由过滤器、真空泵、储气罐等附件组成,系统吸进来的废气要经过消毒处理才能排放出去,特别是有呼吸系统疾病病原体的废气,更要加大消毒杀菌处理的力度,避免排气时对外界环境造成污染。

根据医用施工规范要求,负压机组的排气管道应该设置在室外,距离地面 5 米的位置;排气口不可与进气口一个高度,应与建筑物的门窗等拉开距离;排气不应受其他因素影响;排出气体的位置要远离医院工作人员所在区域,管道排气口的边上应该设置相关的警示标志。

(二)医用气体工程施工

在安装管道支架时,需要单独准备吊架,尽量避免与其他管道同时进行架设;若在架设管道时必须共架,则需要保障管道之间的距离大于 0.5 米,并且共架的地方不允许出现连接接头以及阀门,以免造成污染。在安装过程中,医用气体管道与腐蚀性气体管道以及燃气管道之间的距离必须超过 1.5 米,而且管道之间必须采取隔离措施。此外,与其他点线管道之间的平行距离需要超过 0.5 米,并且医用气体管道支吊架的安装距离需要符合规定标准。钢管、不锈钢管道与支吊架接触的地方应该提前进行绝缘处理,以免出现静电腐蚀以及击穿管道。

管道在穿过医院楼板以及墙壁之前,必须提前在管道上加装金属套管。对于穿过楼板的套管,必须保障其顶部高于饰面,同时,套管底部要平齐于楼板底面。对于套管而言,其两端也需要保障与饰面平齐。在为管道配置金属套管时,需要保障二者之间的缝隙使用阻燃材料完成填充,否则很容易因为两者相互间的触碰而埋下火灾的隐患。在管道接地过程中,医用气体管道的电阻值不允许超过 20 Ω。此外,中心供电站的低压输送管路、高压汇流管等也需要做好接地工作且电阻值必须小于 100 Ω。在进行管道连接时,可以通过镀锌钢管来进行螺纹连接,并使用聚四氟乙烯作为填料。在进行螺纹连接时,需要保障管螺纹的加工精细度符合国家标准,断丝、缺丝情况必须小于全扣数的10%,这样才能更好地保障其质量。在螺纹连接管道安装结束之后,管螺纹应该在根部保留 2~3 扣的螺纹。在使用焊接工艺进行连接时,对于不锈钢管可以使用氩弧焊进行连接,而钢管可以使用硬钎焊进行连接,焊接时的具体要求有以下几方面:第一,焊缝的外形以及尺寸需要符合设计图纸以及工艺条件的规定标准,且焊缝高度必须大于母材表面;第二,热影响区与焊缝表面不允许出现裂缝、夹渣这一类缺陷,保障其完整性;第三,在钎焊时,钢管只能使用氧-丙烷火焰、氧-乙炔火焰。

若使用法兰连接,则阀门附件在法兰对接时需要保持平行,而且需要与管子中心线保持垂直。在选择衬垫时,需要保障衬垫符合规定标准,并确保衬垫不会在法兰连接时进入到管中。衬垫在法兰连接时需要让外边缘接近螺栓孔,在实际使用过程中不允许使用偏垫与双垫。在镀锌时需要对法兰与镀锌管间焊接处采取二次镀锌,连接法兰的螺栓也需要符合规定标准值。在拧紧螺栓之后,螺母的突出长度不允许超过螺栓直径的二分之一。

最后,在进行管道脱脂之前,医用气体管道的各部件在安装前必须进行清洗以及脱脂操作。清理结束之后可以通过氮气将其吹干,在存放管道时需要注意存放地点的洁净程度。通常情况下,在选择脱脂剂时可以使用四氯化碳溶剂,在对管道进行上色时需要按照标准规定进行严格执行,这样才能确保不同气体种类间的区别。通常氧气管道会使用绿色,压缩空气管通常是黄白相间,而负压吸引管使用白色,其他管道也有各自不同的颜色;在着色过程中,每间隔 1 米应该设置一个白环。

总而言之,医用气体系统作为维护急重症患者生命的医用工具,其对于急重症患者而言是不可缺少的。医用气体工程设计与施工对于建筑安装工程而言,属于相对比较边缘的门类,人们对于医用气体工程的了解也不多。相信随着更多人了解到医用气体系统的重要性,医用气体工程设计与施工一定会发展得越来越快。

二、医用气体系统的监管

（一）国外医用气体系统的监管模式概况

在 20 世纪初,许多发达国家已开始探索医用气体系统的安全供应问题,并于 20 世纪 70 年代形成了一套系统性的理论。其中比较有代表性的标准有 HTM02 - 01、NFPA99C 等。

国外许多发达国家都比较重视医用气体系统的建设和管理,且并没有将医用气体系统当作医疗器械来管理。例如,美国所制定的医用气体系统标准是基于防火系列规范进行的,其中的子标准也类似于建设部门监管;德国的医用气体系统标准也有明确规定,如医用压缩空气,在完成最后一道过滤后,减压前的空气需要满足医疗要求,所以在这一工序之前的相关设备并不属于医疗产品,也就没有将这些医疗产品列入医疗设备界定的标准中。日本等国家也没有将医用气体系统作为医疗器械来管理。这与我国实施的医疗器械强制检测监管模式有较大的区别。

(二)我国医用气体系统的监管模式现状

由于在这方面的研究相对较晚,我国在 20 世纪 90 年代才形成了《医用中心吸引系统通用技术条件》《医用中心供氧系统通用技术条件》两个具有代表性的通用标准。由于这两个通用标准的适用范围较小,且规定的内容并不全面,不能与国际上同类的标准相接轨,加之未形成标准化的术语规定等,因此与生命支持系统的相应要求还相差甚远。另外,这两个通用标准也并不是体系性的文件,因此也未形成医用气体的基础理论。

2012 年,我国出版了《医用气体工程技术规范》标准。这是一个里程碑式的标准,因为其内容充分体现了生命支持系统的重要性和基本术语概念,同时也规定了生命支持系统的主要内容,包括规划设计、建造施工、检验验收等多个环节,这给我国生命支持系统的理论体系完善奠定了良好的基础。之后我国陆续颁布了关于医用气体的外围设备类行业标准,例如《医用气体和真空用无缝铜管》《医用分子筛制氧设备通用技术规范》《用于麻醉气体净化系统的多终端》《用于医用气体管道系统的氧气浓缩器供气系统》等。

随着经济的发展和科技的进步,医疗技术水平不断上升,且现代医院建设规模越来越大,医用气体系统也逐渐发展成了一个集电子、机械、集中控制、管网输送、设备施工等为一体的系统工程。但是,目前我国对于医用气体系统中的建设工程和医疗器械的划分还并不明确。根据现行标准,仍然需要将部分医用气体系统的内容当作医疗器械来管理,其中包括医疗空气压缩机组、医用分子筛制氧机组、医用真空机组等,这些工业机械设备的气源内容被默认为医疗器械来进行管理,但是医用设备带、医用气体终端组件等却没有作为医疗器械来进行管理。由此可见,我国医用气体系统建造和管理内容并不全面,且始终处于一个不完全监管的状态。

由于医用气体系统的建造具有较为明显的工程建设属性,且其起源内容属于机械设备系统,加之管网建设需要现场施工完成,所以医用气体系统的建造一直被看作是建筑机电系统的分项工程,其应用管理则是由建设招标机构通过建设招投标来实现。如果按照国家对生命支持系统的通用要求和规定,目前我国医用气体系统在建造和应用管理方面都存在一定的问题,且国内所建造的医用气体系统质量并不高,与国际通行标准的要求还存在一定的差距。随着医疗建筑建设越来越多,原有的医用气体监管模式已难以满足生命支持系统的建造和运行管理要求,所以还需要加快探索更加可行、可靠的医用气体监管模式。

（三）我国医用气体系统监管模式的建议

当前我国医院建设的特点是规模大、患者多、床位多,这也使得医用气体管网系统的建造和管理难度变大,且相较于国外的医用气体系统,在系统的建造和管理要求上更高,尤其是管网系统的建设具有较突出的工程特性,所以需要更加严格进行工程计算和工程施工。例如,常见的600床综合性医疗大楼,需要在内部建造的医用气体管道长度大约为20千米,建造过程中需要施工人员现场进行焊接,并且需要保障与各个终端处额定的计算流量和压力相符。在建设管网系统过程中,需要经过多个施工步骤,包括管系水力计算、系统设计、施工、检测验收等,且需要对压力管道进行监管,否则如果计算不准确,很容易导致使用端出现压力和流量方面的问题。此外,医用气体工程公司主要进行工程安装,并不生产医用气源,所以要求医用气体工程必须具备医疗器械的注册证并不完全合理。政府部门也意识到这方面的问题,逐渐朝着行政放权和建设方面来进行管理。

第八节　预　算　成　本

一、量本利分析法的应用

在新医疗改革的背景下,随着新《医院会计制度》和《医院财务制度》的全面实施,成本管理在医院的经营管理中起着举足轻重的作用。目前,医院成本管理的重心放在了成本核算上,成本分析的研究相对较少。量本利分析方法通过对全成本核算的结果进行分析,可体现医院加强成本控制的重要性,提高自身的管理效益。

随着医院开始加强成本核算,后勤部门已成为需要重点控制成本的对象之一。医院的后勤保障是医院现代化建设的重要组成部分,成本管理水平的高低,体现了医院的综合服务水平。通过量本利分析,能够比较精确地估算出医院经营活动的保本点,为医院进行资源配置提供相应的量化数据支持,有利于提高医院后勤成本管理控制水平,降低医院的运行成本。量本利分析法能够揭示成本、业务量和利润三者之间的关系,为医院经营管理和成本控制提供决策依据,从而更好地提升医院的经济效益和社会效益。

（一）有关公式

量本利分析方法涉及数量、成本以及利润的相关概念，这三者关系紧密，构成了量本利分析的基础。

量本利的有关公式如下：

$$贡献毛利益＝业务收入－变动成本$$

$$单位贡献毛利益＝单位收费水平－单位变动成本$$

$$保本业务量＝固定成本/（单位收费水平－单位变动成本）$$

$$安全边际＝正常销售额－盈亏临界点销售额$$

（二）在医院全成本核算中的相关应用

1. 量本利分析法会计假设

量本利分析是基于如下假定展开的：固定成本和变动成本构成总成本；相关范围内，总收入与总成本的习性是与产出水平相关的直线；所用的成本、收入、产量的数据都是确定的。由于这些假定条件往往是很极端的，所以这些假定经常脱离现实情况，尤其在医院这样一个以医疗服务为产品输出的运营机构，更难满足这样的假定。

2. 固定成本和变动成本

医院的支出项目可划分为固定成本和变动成本项目。根据医院科室职能，可以分为三大类科室：临床科室、辅助科室和管理科室。首先界定由辅助科室和管理科室分摊转入的间接成本如何划分为固定成本和变动成本。根据辅助科室和管理科室的功能定位及数据变动规律，一般将所有管理科室的成本，不论其支出项目是否被定义为变动成本，都打包归入临床科室的固定成本；所有辅助科室的成本，则应根据支出项目的成本习性，分别纳入临床科室的固定成本和变动成本。

3. 门急诊、住院工作量的折算

目前我国的医疗付费制度采取项目付费模式，病种付费模式还在探索之中。根据医疗业务活动的特点，将门诊诊次定义为门诊诊疗科室的工作量指标，将实际占用床日定义为住院诊疗科室的工作量指标。但是，在本量利分析中用一个统一的"业务工作量"指标来量化工作量是存在困难的。考虑门诊和住院的差异，收费水平统计口径无法比较，可以以门急诊人均费用为标准，换算出院的工作量，即将住院患者人数折合成一定每一门急诊人次收费水平的（与每一门诊人次费用相等的）住院工作量。通过转换后的门急诊工作量和出院患者折合的工作量，就可求出全院总的工作量，也就解决了建立盈亏平衡分析这个数学模型中总的工作量这个难题。

4. 医院量本利分析结果

运用量本利分析法对某医院某年的全年收入情况进行分析。数据显示，某医院当年业务收入不抵成本支出,实际处于亏损状态。从工作量角度分析,发现工作量不足导致业务收入不足。可见,从经济效益角度分析,要改变工作量倒挂现象,需要扩大规模,腾出空间,尽可能满足井喷式的医疗需求。从成本角度看,需要加强成本管理,努力降低固定成本和变动成本支出。从利润角度分析,医院当年医疗收入安全边际处于负水平。医院要提高收益水平,只能提高单位收费水平,或者降低单位变动成本,抑或两者同时实现。

（三）应用效果

量本利分析方法可以全面剖析医院收入成本盈余情况,对于医院后勤管理来说也有积极的意义,也可以作为医院后勤的管理分析工具。通过对成本习性的分析,可以明确医院成本的性质,挖掘降低医院成本的潜力,为控制和降低医院成本管理和决策提供依据。从医院整体层面来说,利用一些实际的数据以及结果和量本利分析方法,可以推动医院的改革和发展,为医院在成本控制方面做出很大的贡献,同时对于医院效益的提升也是很有帮助的。

（四）局限性

医院业务具有多样性、复杂性,不同临床科室业务特点不同,导致对工作量统计口径无法做到完全统一,只能通过业务收入和平均单位收费水平折算工作量。此外,医院成本如何划分固定成本和变动成本有一定主观性,无法完全客观界定固定成本和变动成本。这就造成了量本利分析方法在医院全成本核算过程中的局限性。

二、以预算为抓手的后勤保障部门精细化管理

（一）预算管理概况

以后勤保障预算为抓手,需从业务出发,详细拆分行动步骤,生成预算科目;通过立项论证,明确项目工作内容、开展时间、支出标准、计算依据、基础现状、人员配备、维修维保等后期持续性支出,设置社会效益、经济效益、产出情况等预算绩效指标;对预算执行进行管控,同时根据前期设置的预算绩效指标对预算执行结果进行自评价,并将预算绩效自评价结果反馈给本部门各条线责任人,作为后勤保障预算编制和后勤保障业务考核的依据。从流程上实现预算编制有目标、预算执行有管控、预算完成有评价、评价结果有反馈、反馈结果有应用的后勤保障经济活动闭环精细化管理。

当前医保目录调整、医保支付方式改革,药品和耗材全面取消加成,分级诊疗等,均对医院的收入驱动造成冲击,降本增效成为公立医院运营中的重要工作。后勤保障部门负责医院物资、能源、物业、维保等重要工作,作为医院的支出大户,科学合理提高资金使用效益,显得非常必要。

以后勤保障预算为抓手,将预算工作融入日常工作的每个环节,严格控制预算经费的

使用,切实提高资金使用效益,例如,积极开展节能降耗研究工作,加强技术改造,实施节能技术举措,促进节能降耗;加强设备设施维修排查,排除安全隐患;规范工程服务类采购管理,严格招标程序,降低采购成本。从业务环节与细节上实现后勤保障经济活动精细化管理。

以落实医院战略规划为后勤预算管理目标,细化夯实预算编制,加强论证,合理有效配置资源,同时在预算执行过程中加强预算执行审批与分析,并进行预算绩效评价与结果运用,以提高后勤保障预算资金使用效益和资源利用效率、控制后勤保障成本费用,助力推进医院高质量发展。

(二)预算管理组织机构及职责

上海一院后勤保障部门作为预算归口管理部门,在医院预算管理委员会、医学装备委员会等专业委员会以及分管院领导的领导下工作。

1. 后勤保障预算领导小组

建立由处长、分管副处长、组长组成的后勤保障预算领导小组。其主要职责包括。

(1)牵头负责后勤保障预算管理日常工作。

(2)拟定各项后勤保障预算管理制度。

(3)根据医院要求会同临床科室、职能部门编制后勤保障收入与支出预算。

(4)对后勤保障预算方案进行部门内初步审查、调剂和平衡。

(5)对后勤保障预算执行管控,并分析预算执行情况,推进项目执行。

(6)自评价后勤保障预算执行结果,并将评价结果作为部门内部编制来年预算及业务考核的依据。

2. 后勤保障预算工作小组

建立由组长、骨干人员、科员组成的后勤保障预算领导小组。其主要职责包括:

(1)负责后勤保障处各条线的预算编制、执行,对后勤保障预算层次分解,落实到各环节和各岗位;

(2)定期根据后勤保障处内外环境变化、条线业务变化,及时提出预算调整调剂申请;

(3)综合平衡本条线内部预算、执行管控、执行分析、绩效自评价。

(三)预算的构成及分类

后勤保障预算主要由收入预算和支出预算组成。支出预算按照预算用途的基本性和专项性分为基本预算和项目预算。基本预算保障医院常规运营,项目预算为完成医院特定的工作任务、发展战略或特定目标。

1. 收入预算

后勤保障所归口管理的收入预算指各类出租经营性收入,主要包括:食堂收入,超市、咖啡吧、鲜花水果店、停车场等服务企业缴纳的场地出租使用管理费。

2. 基本支出预算分类

后勤保障基本预算按照成本费用性质主要包括：

（1）物资采购类预算：氧气费、办公用品费、印刷费、低值易耗品和日用品费用等。

（2）能源消耗类预算：水费、电费、燃气费等。

（3）物业管理类预算：保洁费、运送费、保安费、绿化费、垃圾处理费等。

（4）维修维保类预算：设备维修维保费、一般设施维修维保费、房屋维修费、大型设备匹配安装费等。

（5）其他保障类预算：网络电话通信费、租赁费、洗涤费等。

3. 项目支出预算分类

后勤保障项目预算按照特定任务主要包括：

（1）设备购置项目预算：医疗设备、家具、机电设备、通用设备等。

（2）大型修缮项目预算：装饰装修项目、消防技防项目、工程配套项目等。

（四）预算的编制

1. 后勤保障预算编制流程

上海一院的基本预算与项目预算的编制一般从每年7月份开始。后勤保障处作为预算归口管理部门会同各预算科室根据医院整体预算目标，结合后勤保障处本年及来年工作情况，明确本部门预算年度重点工作任务和预算绩效目标，编制后勤保障部门预算方案，报财务部门参加院内预算评审。根据医院预算评审意见，结合后勤保障工作计划进行调整。最后，经过"二上二下"的预算编制程序，形成最终的后勤保障预算。

2. 后勤保障预算编制方法

合理选择预算编制方法是后勤预算编制科学、可行、实用的基础。传统预算编制方法有：固定预算、弹性预算、增量预算、零基预算等。固定预算通常以某一固定业务量为基础来编制，但公立医院受政策等客观因素影响较大，当实际业务量与预测业务量发生较大偏离时，预算即失去其控制、评价业务的作用。弹性预算是依据其与成本性态或其他因素的依存关系进行编制。它使得预算中资金分配与资产、人员、业务量等指标形成系数关联，调整也更加可控，有利于增加预算控制的弹性需求。增量预算是在上一年度预算的基础上进行预算调整，其默认了预算项目及调整金额的必要性与合理性。零基预算不受以前年度预算情况影响，重新审查论证各个预算项目，有利于提高资金使用效率，需要大量基础性的工作准备。

大多数医院的后勤保障预算采用增量预算法，由于预算归口管理部门与预算科室间缺乏有效沟通，造成后勤保障预算编制缺乏依据，造成后勤保障预算编制不合理、不精确，影响预算执行，无法完成医院战略目标。

单一的预算编制方法无法满足后勤保障的业务需求，上海一院后勤保障处根据医院整体战略部署,结合后勤保障业务特点,对业务类型进行分类后选择适当的预算编制方法,夯实预算编制基础准备工作。如:物资采购类预算根据以往年度相关事项实际发生金额与业务量之间的依存关系,考虑预算编制年度业务量预测编制预算。项目类预算通过调研论证采用零基预算编制方法等单独编制。同时,加强与临床科室、职能部门沟通协调,统一目标,优化流程,共同协商,加强论证,提升预算编制质量。从源头上把控经费,减少因决策失误而造成不必要的浪费。

3. 编制后勤保障预算绩效目标

在夯实预算编制基础,提高预算编制质量的同时,加强后勤保障预算绩效目标管理。在编制项目预算时,主要从产出、效益、满意度 3 个方面编制后勤保障预算绩效评价指标,主要包括数量指标、质量指标、时效指标、成本指标、社会效益指标、可持续性影响指标、服务对象满意度指标等。

（五）预算的执行控制与分析

1. 后勤保障预算执行审批

上海一院后勤保障处为后勤保障经费的归口管理部门,在预算执行过程中,各预算项目实际执行人在预算控制范围内填写相关申请提交科室领导审批。事务审批根据后勤保障部门制定的审批制度执行,资金收支审批根据医院财务部门制定的审批制度执行,实现后勤保障经济活动双审批管理。

2. 后勤保障预算执行分析

后勤保障处作为预算归口管理部门,每月底对当月的预算执行进度进行分析,分析内容主要包括:后勤保障处当期的费用控制情况及采取的措施,后勤保障处当期的会计核算规范性和准确性,后勤保障处当期发生的重大影响事件等。定期对后勤保障预算进行分析,及时了解各项后勤保障业务项目执行过程中的实际情况与预算编制的偏差,并就相关问题进行研讨,找出切实可行的解决措施,落实降本、增效措施,及时推进后勤保障项目执行。

（六）预算的自我评价

上海一院后勤保障处为了加强预算的控制效果,对后勤保障预算编制阶段编制的各项评价指标进行考核自评价,并把考核评价结果及时反馈给相关项目组负责人员,督促其尽快落实整改措施。同时运用后勤保障预算的考评结果作为本部门来年预算编制及业务工作考核的依据,以此不断提升后勤保障业务管理能力,推进后勤保障活动精细化管理。

第三章 效率提升

第一节 精细化管理

一、医院后勤服务精细化、标准化管理

后勤部门能够为医院的长久稳定运行和可持续发展带来保障和支撑,并且伴随着我国医疗体制的不断改革,加快医院后勤服务工作的精细化与标准化管理,提高其服务效率与质量,也逐渐成为医院发展过程中所需要思考的重要问题。以更加精细的医院后勤管理方式,实现高效益与高品质的服务标准,提供后勤保障的同时,也能够在一定程度上降低医院成本。

作为推动我国医院后勤管理有效性发展的新趋势与重要要求,促进医院后勤服务精细化与标准化,是医院运行与发展过程中的重要任务之一,更是提高医院整体面貌的主要思路。后勤部门作为医院的重要组成部分,有关管理人员应当注重细节与各个环节的合理设置,力求加强部门工作效率以及工作开展力度。基于此,有关管理人员应当与时俱进,以创新和改革实现后勤部门的精细化与标准化管控,促进管理效率的提升和质量的优化。

(一)探究以往医院后勤服务管理工作存在的问题

1. 后勤部门管理制度有待完善

有效的制度设置是约束员工行为的重要工具,一旦管理制度存在缺陷,则必然会导致个体或集体出现混乱。在以往医院后勤服务管理工作建设过程中,首先存在着医院后勤管理制度缺乏针对性,且制度执行力度不够与目的性不强等问题。一般情况下,部分后勤管理制度往往以口头形式,由管理人员向员工进行传达,过于随意的制度传递方式,所能够起到的约束作用达不到预期,且员工对于约束条目的重视程度也会大打折扣。与此同时,医院后勤的工作方式等内容会随着制度的改革和社会的发展而产生变化,然而部分医院后勤部门所选用的管理制度却无法紧跟时代发展,从而造成管理质量的下降。

2. 后勤部门服务流程有待优化

当下,物资采购作为医院后勤服务的重要组成部分,存在着随意性较大、约束力不强、物资采购不到位或增加成本等不良现象。例如电力系统等问题。由于服务流程存在问题,当医院出现电力系统故障,导致电梯失灵、断电等情况时,往往存在着各个部门之间相互推脱责任、"踢皮球"等现象。这些现象必然会延误设备的维修时间,给患者的

生命安全以及医院的稳定发展造成严重不良影响。

（二）医院后勤服务精细化与标准化管理策略思考

1. 确保后勤管理制度的精细化与标准化

针对以往医院后勤服务管理制度存在的相关问题，需要有关人员加以重视并具有针对性地进行改进。首先，医院应当制定后勤岗位说明书，根据医院实际情况和国家法律法规，以书面形式划分细则，确保管理制度的精细化与标准化。以此确保工作开展中有法可依与有例可循，为标准化工作建设提供制度保障，也能够起到约束员工行为、规范员工举止等重要作用。与此同时，管理部门也可以广泛听取员工意见，从更加有效且科学的角度制定管理方针，并通过实践不断完善，将其规范化，增强员工工作积极性，使其工作态度更加仔细且稳定。在这一过程中，同样需要确保岗位排班以及职责的明确划分，公开透明地将相关奖惩制度以书面形式告知员工。职责的划分有利于在遇到相关问题时第一时间寻找负责人，快速了解问题的发生原因，并更好地加以解决，促进工作的有效开展。主动开展巡检工作，更具有前瞻性地将工作重心前移，提前发现问题所在并寻找解决方式，起到提升工作效率并优化服务形象的重要作用。而公开透明的奖惩机制则能够起到增强员工责任意识、激发员工工作积极性等作用，通过为后勤工作人员提供能够有效满足其需求的奖励，逐渐使团队协作更具有凝聚力，使员工能够对岗位产生归属感，以此逐渐优化员工精神面貌，为后勤服务工作的科学开展奠定坚实基础。同样，管理部门还要加强后勤队伍建设，定期开展思想政治教育工作，打造具有凝聚力且执行力强的后勤团队，使其服务技能和工作效率得到共同优化。例如，通过为后勤服务工作人员提供培训以及参观交流，可以切实达到不断增强其业务能力与职业素养的作用。

将原有扁平化且过于随意的管理组织结构进行优化，有效提高管理工作建构效率，减少部门之间相互扯皮的情况，避免员工对后勤工作产生抱怨、导致工作效率低下且满意度下降等问题。

2. 确保后勤服务流程的精细化与标准化

要有效推动医院后勤服务的精细化与标准化管理，需要有关人员针对院内设施的维修服务以及物资管理等进行更具有针对性的措施建设。例如，通过专人值班，对水、电、电梯等一系列后勤设备进行 24 小时专人管理与维护，以有效应对突发情况。在这一过程中，确保维修人员能在相关区域报修 10～20 分钟内到达现场，尽快解决相关问题。另外，需要记录不同设施的使用年限以及日常维护方式，并以一星期或一个月为周期，定期进行相关设施的安全检查，从而更好地将损坏概率控制在一定范围内，确保医院能够稳定地运行，也为患者及其家属的日常通行和生命安全提供保障。

面对物资管理服务存在的问题，想要推动精细化与标准化操作，可以通过设置专门的采购部门与领导办公室进行解决。针对物资采购工作和采购内容展开更加深入且有效的控制,通过定期例行检查、抽检等工作的开展,确保物资管理工作的公平性与合理性。与此同时,对后勤服务流程的精细化与标准化管理,可以使医院物资的消耗成本呈现放缓趋势,为医院带来更大的经济效益。

3. 促进后勤部门建设的精细化与标准化

随着社会的不断发展,信息化建设成为各个领域发展中的重要任务。医院后勤作为确保院方稳定发展的前提与依托,在促进管理工作的精细化与标准化建设过程中,同样需要充分利用计算机以及相关信息化手段,建立更加完善且精细的信息化服务平台。将信息技术整合进医院后勤部门,可通过互联网数据以及监控摄像头等工具,实现对数据的实时监控和动态管理。同样,信息化的管理手段还可以逐步实现无纸化办公,为医院运营成本的有效控制提供辅助力量。例如,通过将物品申领、考勤系统、审批工作等内容以信息化形式进行呈现,可以有效节约人力物力,为后勤资源的充分运用创造有利条件。结合互联网平台的数据管理等服务,实现对后勤管理工作流程的有效改造。医院管理部门还可以借助信息技术手段向员工传递勤俭节约等优良美德,增强员工节约与环保意识,实现对成本消耗与支出的有效控制,促进后勤部门建设的精细化与标准化,推动医院的可持续发展。

医院后勤部门管理工作的精细化与标准化,首先要能够适应医院发展需求,且可以跟随时代发展,促进医院的可持续稳定运营。其次,在人员管理方面,也需要有关管理人员加强重视,从人力角度入手,确保医院后勤管理工作的优化,更具有针对性地基于以往医院后勤管理工作中存在的问题进行研究和改进。最后,从管理制度、服务流程等入手,展开并落实医院后勤的精细化与标准化管理方案,建构更加完善的医院后勤管理模式。

二、后勤资源总协调人与一站式服务

要有效提高医院服务质量和水准,后勤资源不可忽视。由于经济水平提高,人们的观念也发生转变,越来越关注自身的健康,更加注重健康管理。传统的医院后勤资源管理服务体系无法适应人们的新需求和时代变化的新形势,需要做出改变。为此,应引入数字化信息技术,借助互联网技术、使用大数据构建平台,为人们提供"一站式"的医院后勤服务。

医院后勤保障服务的内容主要有维修服务、绿化与保洁、秩序维护、供水、电力与能源、物资供应、物品运送以及患者转运、陪同检查、基础设施和其他服务。上述提及的分类中,每个大项都有无数与之相关的小项,同时,每个细分的服务分别对应各自的管理团队。多合一服务在当今社会非常流行。它是一种便捷的服务模式,主要是减少中间流转环节,让医护、患者享受到方便、快捷、优质的服务。

近年来,国家越来越重视医院的后勤管理。国务院办公厅、国家卫生健康委先后下发了一系列文件,要求完善后勤管理体制,探索医院后勤管理服务创新模式,全面提高患者满意度。虽然近些年后勤管理力度不断加强,但很多医院仍停留在过去粗放式、实证式的管理模式,管理体制不完善,管理方法也不完善。面对新时代、新要求,后勤管理必须改革。医院只有建立长效管理机制,才能为后勤服务提供有力保障,才能不断满足提高医疗服务能力、扩大服务规模、提高服务水平的新要求。

对传统的医院后勤服务管理系统借助互联网进行升级,改造成为"一站式"服务,不仅有效降低了人们办理事务的烦琐程度,提高效率,还能带来较好的使用体验,从而提升医院的服务质量和水平。对原本相对独立的后勤保障服务进行整合调度,可降低出错率,提高反应速度,让医护患享受到更好的医疗服务。面对新时代、新要求,医院后勤资源的协调要建立长效管理机制,为医院后勤服务提供有力支持。

(一)医院建立"一站式"后勤服务的现状

通常,大多数学者的研究重点集中于医院管理体系中的医疗和研发,在这方面投入较大,而后勤保障体系往往被忽视。其实,完善医院后勤服务管理体系是非常有必要的。"一站式"医院后勤管理系统主要依靠"一站式"后勤服务管理平台实现相关服务。以互联网和电子信息技术为主,即利用移动通信设备和网络通信平台为医院后勤科室相关人员提供统一管理和调度,有效打破时空的局限,加快了工作人员之间的信息交互。

"一站式"医院后勤统一服务管理平台建立后,该平台会使用互联网大数据在很短的时间内汇总人们的需求,在明确调度需求后,与后勤服务管理平台进行网络交互,实时对应工作人员。此外,通过服务平台,可以快速上传清晰的图片和视频,很大程度上满足了维护人员现场进行事前确认和故障排除的需求,省去了烦琐的程序,可以有效提高处理速度和效率。

(二)"一站式"后勤服务管理普遍存在的问题

1. "一站式"服务效果不佳

虽然很多医院都建立了"一站式"的后勤服务管理平台,但很多科室还是雷打不动按照原来的习惯选择使用原报修手机和原报修电话。由于建立了"一站式"医院后勤服务管理平台,很多部门的内部电话都被放弃了,这导致了一些没有及时解决的安保、膳食、清洁和维修问题。"一站式"后勤服务管理平台成立初期,接到的来电数量和工作的实际效果不增反降。

2. "一站式"后勤服务宣传不够

"一站式"医院后勤服务管理平台的普及和宣传不到位。医院各科室之间的交流较少，往往各司其职。"一站式"后勤服务管理平台成立后，很多医务人员并不使用它。因此，"一站式"后勤支持中心联系方式应公布给各部门，并告知维修程序，对各部门相关负责人进行培训，将所有工作人员引入"一站式"后勤服务中心平台进行管理。

（三）"一站式"后勤管理服务模式的创建策略

1. "一站式"后勤服务中心系统组成

通过多维度的视角和大数据处理，条理清晰地显示当日及近期后勤管理的重要数据和信息，动态监控后勤工作，有效提升服务质量，有效管理整个服务流程。该系统使用的硬件主要包括服务器、电话亭、电脑、票据打印机、显示器等；使用的软件主要包括电话及短信平台、系统平台以及档案、维护、餐饮、清洁等管理模块，可提供全方位的医院后勤服务。

2. 建立双向沟通服务模式

双向通信服务模式是指将服务提供者和服务寻求者定义为两个重要因素，可以利用搜索功能请求特定服务。例如，产生维修需求后，医院后勤服务中心必须客观了解全面的实际情况，并记录关键信息，包括服务需求、服务时间地点、项目联系方式等具体信息。之后，服务中心人员可以与维修人员共同确定需求类型，做出合理安排，制定详细合理的维修计划，并将拟定好的方案、时间、注意事项和维修情况告知服务请求方。服务中心人员必须跟踪客户任务登记、分配、完成和评估的全过程。

3. 多渠道采集和分析数据信息

大力推进管理体系的现代化建设，才能更好地让医院的后勤服务适应人们的需求，进而有效提高医院后勤服务的质量。借助互联网快速处理信息的能力和先进的软硬件设备，满足短时间内高效快速完成数据和信息处理的需求，将海量信息分类整合成数据。后勤服务中心应帮助后勤部门在整个服务过程中收集、录入和整合各种数据，并对应建立详细的分层数据库，精准对不同部门、不同工种、不同类型完成分类。后勤服务中心还可为医院各后勤科室和各职能单位提供统计报表。

第二节　环　境　生　态

一、建设"无废医院"

随着全球范围内环境保护意识提升和可持续发展战略的深入推进，医院作为特殊公共场所，其环境保护和废物管理工作日益受到关注。在医院管理体系中，构建健全成熟的"无废医院"，是医院落实环境管理制度、顺应时代发展的必由之路。建设"无废医院"是应对医院废物增长和环境挑战的重要举措，旨在综合采取源头减量、资源化利用及无害化处置等措施，最小化、资源化和无害化处理医院废物，从而实现对医院环境的保护目标,并节约医院资源。尽管我国在此方面仍处于起步阶段,但已取得一定进展,部分医院正在尝试并实践这一理念。在社会、政府和医院的协同作用下,建设"无废医院"成为医院未来发展的方向之一。

(一)合规性与基础条件

"无废医院"作为一种前沿的医疗废物管理模式,其构建必须严格建立在合规性基础之上,这是医院依法运营的必要条件,也是保障患者和医护人员健康安全、维护环境稳定的重要基石。在建设过程中,医院要深入理解和严格遵守国家及地方法律法规、政策与标准规范,在医疗废物管理、环境保护及公共卫生等关键领域绝不含糊。构建健全的法规体系,使医院在废物处理、资源利用和污染防治等方面都能有效规避违法违规行为,为"无废医院"的创建提供坚实的法律保障。

医院在推进"无废医院"建设时,还应着重提升各项基础条件,为患者营造整洁、温馨的医疗环境,让他们在舒适与安心的氛围中接受治疗。明确设立禁烟区域,减少烟草对人体健康的潜在威胁。同时,医院还应加强整体美化绿化工作,提升院区环境品质,并彻底消除卫生死角,保障每个角落都洁净无瑕。

在改善基础条件的过程中,积极引入先进的环保理念和技术手段。利用绿色建筑材料和节能设备,降低医院建筑对环境的负担。结合医院服务方向推广环保型医疗器械和耗材,从源头上减少医疗废物。建立智能化废物管理系统,提高废物分类、收集和处理的效率。

(二)固体废物管理

医院要有效管理与控制医疗废物,就必须建立一套涵盖废物分类收集、暂存、运输及处置等各个关键环节的医疗废物管理制度,并清楚地设计规划每一环节操作的规范与标准。在分类收集方面,医院应根据废物性质、危害程度等因素,适当处理各类废物。按照相关法规标准,清晰标识暂存设施并保持整洁,防止混放和交叉污染,使其设计与管理兼具安全性与稳定性。参与固体废物管理的工作人员必须具备相应的专业知识和技能,熟练掌握废物分类、收集、暂存、运输和处置的各项操作,保障安全、规范处理医疗废物。

医院还应积极探索医疗废物减量化、资源化和无害化技术,引进先进处理技术和设备,降低废物产生量,提高利用率和处置效率,减少对周围环境的污染,为医院带来良好的经济效益。同时,医院主动对接高校、科研机构,形成良好合作伙伴关系,研发与创新医疗废物处理技术。深入研究废物成分、性质和处理过程中的影响因素,开发出更加高效、环保的废物处理技术,为建设"无废医院"提供技术支持。

(三)节能降碳与环境保护

作为医疗机构,医院既要守护人民健康,又要肩负起保护环境、推动绿色发展的重任。为实现这一目标,医院需积极采取措施降低碳排放,提升能源使用效率。以自身资金储备水平为基点,大力推广太阳能、风能、地热等新能源和再生能源应用,在满足空调和供暖需求的同时,显著降低能源消耗和碳排放。提供必要的资金推动充换电设施建设,鼓励医护人员和患者使用电动汽车等低碳交通工具,减少交通碳排放。

在采购方面,医院可建立绿色采购制度,从源头减少环境污染。采购医疗设备、耗材、办公用品时,优先考虑环境标志产品和节能产品,避免高能耗、高排放产品。优化采购标准,进而降低医院运营能耗和排放,引领供应链企业走向绿色发展。不仅如此,医院还应加强环保宣传和教育,提升医护人员和患者的环保意识,结合内部人员职业素养和环保方面诉求,定期举办环保主题讲座、制作宣传栏、播放环保宣传片,及时普及环保知识,激发大家环保热情。

（四）制度建设与智慧监管

在"无废医院"建设中,制度建设占据举足轻重的地位,为医院实现"无废"目标提供坚实保障。要有效管理和控制医疗废物,医院必须制定并执行一系列与"无废"相关的管理制度。其中,医疗废物管理制度是核心,医院工作人员必须明确废物分类、收集、暂存、运输及处置等各环节操作规范与标准,形成专人负责、闭环管理模式。定期为医护人员、保洁人员、废物处理人员提供相关知识和技能培训,保障工作人员熟练掌握废物分类、处理及安全防护知识,提升废物管理整体水平。

医院面向"无废医院"建设目标组建督查小组,定期抽查和评估医疗废物管理情况,及时发现问题并整改,对相关责任人追责,监督并敦促有效执行管理制度。在智慧监管系统方面,医院应积极引进智能称重设备、电子台账等信息技术,实时监控和管理医疗废物产生量、交接量等数据,实时采集和传输废物数据,提高管理效率和准确性。智慧监管系统的使用,还会优化废物处理流程,降低处理成本,提升资源利用效率。

（五）特色亮点与加分项

在建设"无废医院"过程中,医院不应只满足于基本标准达标,而应结合实际情况和特色优势,积极打造独具特色或创新点的"无废"项目,提升医院在环保领域的形象和影响力,为其他医疗机构提供借鉴经验。

医院在推进"无废医院"建设进程中,可从多个方面探索减量化、资源化创新路径,例如,研发新型生物降解技术处理医疗废物,将难降解废物转化为无害或低害物质,减量或资源化利用废物。在能源方面,医院可利用太阳能、风能等可再生能源,为医院提供清洁、可持续的能源。

除技术创新外,医院还应重视"无废"理念宣传,定期举办以"无废"为主题的环保公益活动,邀请医护人员、患者和社区居民参与,让大家亲身体验和互动学习,深入理解"无废"理念。学会利用官方网站、社交媒体等渠道,积极传播"无废"知识,提高公众关注度。

在追求特色与创新的同时,医院还应关注"加分项",努力争取政府或相关机构的命名表彰,以肯定医院在"无废医院"建设方面的成果,提升知名度和影响力。与媒体积极合作,广泛报道医院"无废"项目和成果,展示医院形象。

"无废医院"建设是医院承担环保责任的具体行动,更是对医疗环境未来可持续发展的前瞻性探索。医院需结合自身实际情况与特色,打造出独具特色的"无废"项目,从而在减量化与资源化利用上取得突出效果,为同行立下标杆。医院面向社会积极推广"无废"理念,提高公众环保意识,尽到其作为社会一员的责任。在追求"无废医院"目标的过程中,医院不断提升自身在环保方面的表现,争取获得更多荣誉与认可,以展示其在环保事业中的卓越成就。

二、医院医疗废弃物管理

医院废物是指医院所有需要丢弃、不能再利用的废物,包括生物性的和非生物性的废物,也包括生活垃圾。医疗废物是指在对患者进行诊断、治疗、护理等过程中产生的废物。

《医疗废物分类目录》将医疗废物分为5类:感染性废物、病理性废物、损伤性废物(指能够刺伤或割伤人体的废弃的医用锐器,包括医用针、解剖刀、手术刀、玻璃试管等)、药物性废物以及化学性废物。

（一）医疗废弃物的危害

医疗废物中可能含有大量病原微生物和有害化学物质,甚至会有放射性和损伤性物质,因此医疗废物是引起疾病传播或相关公共卫生问题的重要危险因素。

1. 对环境的污染

医疗废弃物如果处置不当,会对土壤、水域、大气造成巨大的污染。医疗废弃物中的有毒物质一旦进入土壤,会破坏土壤中的微生态系统,降低土壤对污染物的降解能力。若有毒物质积蓄在植物中,被人体吸收,会对人体造成巨大的伤害,严重者甚至危及生命。有毒物质一旦污染水域,将会导致水质恶化,对人类的饮用水安全造成威胁,危害人类健康。如果有毒物质扩散到大气中,会造成空气质量恶化,而一旦进入人体和其他生物群落,还会危害人类健康和生态平衡。

2. 导致医院发生交叉感染

医疗废弃物若处理不当,会造成二次危害,导致发生交叉感染,后果严重。

（二）医疗废弃物的收运

具体要求如下:

（1）按类别分置于专用包装物或容器内,确保包装物或容器无破损、渗漏和其他缺陷,破损的包装应按医疗废物处理。

（2）废物盛放不能过满,大于四分之三时就应封口,封口紧实严密,注明科室和数量。

（3）分类收集,禁混、禁漏、禁污（利器放入利器盒内,非利器放入包装袋内）。

（4）运送时防止流失、泄露、扩散和直接接触身体;运送医疗废物应使用防渗漏、防遗撒、无锐利边角、易于装卸和清洁的专用运送工具,各种包装和运送工具应有专用医疗废物标识。

（5）建立医疗废物暂存处或设备,不得露天存放,并设专人负责管理。

（6）做好登记,内容包括来源、种类、重量和数量、交接时间、最终去向及经办人签名等,资料保存3年。

（7）对垃圾暂存处、设施及时清洁和消毒处理,禁止转让、买卖医疗废物。

（8）医疗垃圾存放时间不得超过2天,每日工作结束后对运送工具进行清洁消毒。

（9）发生医疗废物流失、泄漏、扩散等意外事故时,应在48小时内上报卫生行政主管部门;导致传染病发生时,按有关规定报告,并进行紧急处理。

（三）医疗废弃物管理

针对公众关心的问题,国家卫生健康委发布规定,要求加强医疗废物的分类收集。发热门诊和病区（房）产生的医疗废物和生活垃圾,应按照医疗废物进行分类收集。同时,加大环境卫生整治力度,及时处理产生的医疗废物,避免各种废弃物堆积。

医疗废物专用包装袋、利器盒的外表面应当有警示标识,在盛装医疗废物前,应当进行认真检查,确保其无破损、无渗漏。医疗废物收集桶应为脚踏式并带盖。医疗废物达到包装袋或者利器盒的四分之三时,应当有效封口,确保封口严密。应当使用双层包装袋盛装医疗废物,采用鹅颈结式封口,分层封扎。发热门诊和病区（房）的潜在污染区和污染区产生的医疗废物,在离开污染区前应当在其外面加套一层医疗废物包装袋或在包装袋表面均匀喷洒1 000毫克/升的含氯消毒液进行消毒,应当注意喷洒的全面性和均匀性;清洁区产生的医疗废物按照常规的医疗废物处置。另外,医疗废物中含病原体的标本和相关保存液等高危险废物,应当在产生地点进行压力蒸汽灭菌或化学消毒处理,然后作为感染性废物进行收集处理。

收集时,确保人员安全,注意做好个人防护,控制感染风险。盛装医疗废物的包装袋和利器盒的外表面被感染性废物污染时,应当增加一层包装袋。分类收集使用后的一次性隔离衣、防护服等物品时,严禁挤压。每个包装袋、利器盒应当系有或粘贴标签,标签内容包括医疗废物产生单位、产生部门、产生日期、类别等信息。每天运送结束后,对运送工具进行清洁和消毒,含氯消毒液浓度为1 000毫克/升;运送工具被感染性医疗废物污染时,应当及时进行消毒处理。

医疗废物暂存处应当有严密的封闭措施,设有工作人员进行管理,防止非工作人员接触医疗废物。医疗废物宜在暂存处单独设置区域存放,尽快交由医疗废物处置单位进行处置。用1 000毫克/升的含氯消毒液对医疗废物暂存处地面进行消毒,每天两次。医疗废物产生科室、科室暂存点、运送人员、暂存处工作人员以及医疗废物处置单位转运人员之间,要逐层登记交接,并做好记录,且说明其来源。

(四)医疗废弃物信息化管理

医院内部的医疗废物的收集处置过程包含3个主要过程:收集称重交接、入库扫描核对以及出库交接核对。在使用医疗废物信息化管理院内收集处置过程前,通常采取手工记录交接的方式,有单据保存不方便、统计不便捷等弊端。所有的纸质联单台账按照法律法规要保存3年,单据保存、查找、统计十分麻烦。

医疗废物的院内处置暂存采用电子设备自动获取重量和数量数据并进行交接确认,比之前的人工手动称重、盘点、记账、交接方式更加精确,避免了人为原因产生的错误。在采用信息化管理医疗废物后,电子化的台账可以方便快捷、安全可靠地长期保存,取代了原先的纸质单据,方便医院进行数据统计、查找和管理。同时,系统通过实时展示医院的医疗废物当前收集处置信息和状态,能第一时间对可能出现的问题和不规范操作进行预警,并通过对数据进行分析数学建模,在医疗废物量有不正常变化时提示医院管理人员及时关注和介入。此外,系统会自动生成打印一张唯一标识贴在外包装上,如果出现不规范的暂存存放时,可以现场溯源和追责。上线医疗废物处置监督追溯系统后,医院对医疗废物的管理更加规范、精细,管理水平得到了进一步的提升。

医疗废物信息化系统需要在易用、可靠耐用、容错的前提下实现数据的采集、统计分析、溯源、异常预警等功能。

医疗废弃物信息化管理具有以下优点:

(1)取代纸质单据的保存,电子化管理,便于统计分析、长期保存,降低感染风险。

(2)医疗废物从产生到销毁实行全生命周期信息化管理,数据实时查看,可以随时掌握医疗废物处置情况,发生交接异常甚至流失时会实时报警和定位,出现预警时实时提醒管理人员。

(3)便于医院统计工作量,优化排班和线路,并及时上门收集处置。

(4)管理质量能够用数据量化,提供基于数据的预警,便于管理质量下滑时及时介入,防微杜渐。

(5)数据更精确,业务操作及交接更规范,交接责任清晰,可以方便地溯源、厘清责任。

(6)可以为医院进行医疗废物处置合同签订谈判提供数据基础和依据。

(7)采集到的精确的重量数据可帮助医院灵活掌握医疗废物处置结算数据,增加费用结算谈判的依据,方便决策和选择更合理的结算方式。

医疗废物处置的规范化管理,是体现医院整体管理水平的重要标志,是防止疾病传播、保护环境、保障人体健康的重要手段,是改善医院环境、提高患者满意度的有效措施,是预防医院内交叉感染、提高医疗护理质量的重要保障。

三、废水总排口自动监测

依据上海市生态环境局颁布的《排污许可管理条例》和《上海市环境保护条例》,以及 2017 年发布的《上海市固定污染源自动监测建设、联网、运维和管理有关规定》和 2022 年发布的该规定的"征求意见稿"等法律法规和有关规定,上海市固定污染源自动监测的实施范围包括:纳入水、气重点排污单位名录的排污单位;国家和上海市规定应当安装自动监测的排污单位。医疗机构污水监测项目应当包括流量和总余氯。

水污染源自动监测系统应执行《水污染源在线监测系统安装技术规范》(HJ/T 353)规范要求。上传至上海市生态环境局的数据采集方式必须通过数字量传输,防止因测量量程的改变导致数据传输误差增大或数据输出满量程(最小量程);数采仪与仪表数字量接口之间不能有其他任何转换模块,防止人为因素影响数据的真实性。传输软件必须根据《污染源在线自动监控(监测)系统数据传输标准》(HJ/T 212—2005)编制。

(一)自动监测设备

1. 总余氯自动监测仪整套测量系统

总余氯自动监测仪整套测量系统主要由仪表(二次仪表)、恒压余氯电极(一次表)、测量流通杯 3 个部分组成,恒压余氯电极接触被测水溶液,仪表显示水溶液的余氯值及工作状态。

2. 超声波流量计

超声波明渠流量计仪表控制探头发射和接收超声波,再通过查水位-流量表,把液位转成流量。水位-流量表是存储在仪表里的一组数据,通过仪表上的按键可以向仪表的存储器中输入,一些常用的液位-流量表已预先设置在仪表内。使用时通过参数表选择对应的堰槽种类就可以得到相应的水位-流量表;仪表内没有的水位-流量表,要把堰槽种类设为"自定义",并逐点输入水位-流量数据。

3. 数采仪

是针对环保领域污染源环境在线监控(监测)系统的需求而开发的一款产品,W5100HB-III 通过模拟通道、开关通道、数字通道(RS232/485)与前端各类监测仪器/仪表实现无缝连接,进行本地数据采集、存储、处理与展示,并通过 4G/有线等网络将数据远传至监控中心。符合 HJ 212 通信协议及 HJ 477、HJ 353、HJ 354、HJ 355、HJ 356标准,满足废水环保监测业务领域的数据监测(监控)要求。

（二）配套土建改造

由于总排口（DW001）的污水井外排至市政管网管道管径、材料和位置空间原因，无法满足安装流量计的条件，所以需要对现有外排管路进行整改。

首先，将污水总排口（DW001）外排至市政管网的院内最后第二个和最后一个污水井之间管路封堵，在最后第二个污水井安装潜污泵强排水，引出一路（管径为 DN150，材料 UPVC）排水管路，并建设排放明渠，管路最终回流至最后一个污水井，然后外排至市政管网。

其次，建设总长度约 5 米排放明渠流量槽（包括前端蓄水池、平缓层、巴歇尔槽、后端排放池），后端排放池与市政管网连接。

还需在明渠巴歇尔槽部位安装明渠流量计（超声波流量计）以及在前段蓄水池处设置总余氯自动监测设备取样口，铺设取样管。另外，现场靠围墙附近需建设防水不锈钢控制柜（1.5 米×1.0 米×0.8 米），内安置水泵控制箱、数采仪、总余氯设备。

四、核医学科建设中的安全问题

随着我国国民经济的发展和医疗技术水平的提高，核医学科已经成为现代医学不可或缺的重要组成部分，核医学工作场所也在不断增加。核医学的发展是一把双刃剑，一方面能够方便患者的治疗，提高医疗水平和效率；另一方面，放射诊断的应用不可避免导致电离辐射的产生，使得公众、患者和医务人员受到的电离辐射增多。因此，核医学科的建设须充分考虑辐射安全与防护。

（一）整体设计

1. 选址

根据国家生态环境部关于核医学辐射防护与安全的要求，在核医学科的选址时应充分考虑以下 3 点：

（1）核医学工作场所宜建在医疗机构单独的建筑物内，或集中于无人长期居留的建筑物的一端或底层，设置相应的物理隔离和单独的人员、物流通道。

（2）不宜毗邻产科、儿科、食堂等部门及人员密集区，并应与非放射性工作场所有明确的分界隔离。

（3）核医学工作场所排风口的位置尽可能远离周边高层建筑。

2. 布局

各功能区按照实际使用需求规划使用面积，根据场地条件合理安排各功能区的布局，总的原则为：

（1）将放射性区域和非放射性区域分开，监督区与控制区分开，避免相互交叉。

（2）各功能区域的布局应符合工作流程，便于工作。

（3）工作人员通道和施用了放射性药物的患者通道分开，避免交叉。

（4）施用了放射性药物的患者的检查流线尽可能单向，避免在控制区内反复流动，避免工作人员和公众受到不必要的照射。

（5）控制区内应设有给药后患者的专用卫生间，废水排放至衰变池。

3．配套

（1）标识标志。入口设置醒目标识；控制区的入口应设置规范的电离辐射警告标志及标明控制区的标志；功能区的导向标识清晰醒目。

（2）安防设施。我国对于放射源存储库制定了要求标准《剧毒化学品、放射源存放场所治安防范要求》，此外，部分地区对放射性物品库有更高的地方标准。除了特殊功能房间的要求外，走廊、候诊室等均须安装监控和对讲系统，以实现对患者的管理。

（3）排风设施。核医学科有独立排风系统，空气气流由清洁区到低污染区再到高污染区，最后由分装柜通风管道排出室外，室外排气口应高于附近 50 米范围内建筑物屋脊。

4．规范

参考《核医学辐射防护与安全要求》《核医学放射防护要求》《电离辐射防护与辐射源安全基本标准》《操作非密封源的放射防护规定》进行设计。

（二）专业建设

1．整体要求

核医学科的建设中，控制区内所有的门窗、四周墙体、地面和顶棚均须做辐射防护。墙体使用实心砖墙，密封到顶。设备运输通道及机房设备基座满足设备承重要求，必要时对其加固处理。如涉及 PET－MR 机房，则机房地面做防潮处理。

2．施工流程

施工过程中严格按照图纸要求，以规范标准控制工程质量。现场施工中以第一工序为基准点，第一工序为第二工序负责，第二工序又检查、监督第一工序，交替施工。

核医学科建设是一项复杂、庞大的系统工程，涉及多个环节，从机房的选址，到射线的防护、射频的防护、磁屏蔽、水电及电源等，均须详细、认真考虑。在建设设计初步完成后要进行"职业病危害因素放射防护评价"及"辐射项目环境影响评价"，同时获得两方面的评价报告后方可施工，在建成后需通过相应的验收检测。

总而言之，医疗机构在核医学科建设中除了考虑其工作特点及流程外，还要充分考虑放射防护的特殊要求，合理选址及布局，满足我国现行相关法规及标准，保障医务人员和公众的安全。

五、医院垃圾分类的数字化管理

医疗垃圾具有高度传染性和毒性，如果不能合理处理，将对社会和环境造成严重危害。在医疗垃圾管理过程中,要进一步加强规范化管理,提高对医疗垃圾的认识。只有进一步认识医疗垃圾标准化管理的重要性和必要性,才能从认识、管理和实践3个方面做好医疗垃圾标准化管理工作。实践证明,医疗垃圾的规范化管理不仅是反映一个医疗机构整体水平的重要标志,也是改善医疗机构环境的有效措施,是防止医疗机构内交叉感染、防止疾病传播、保护环境、保障人体健康、提高医疗质量的重要手段和保障。加强医疗垃圾的规范化管理,杜绝医疗垃圾引起的职业暴露,对控制传染病流行和环境污染具有重要意义。目前,随着互联网的普及,数字化管理工具也被用于医院废物分类管理,对提升医院的经济效益和社会效益具有积极意义。

（一）信息化技术发展的保障

移动互联网和智能终端设备已经渗透到生活的方方面面,数字化和智能化的管理方式极大地提高了许多领域的管理效率。随着"智能医疗"概念的提出,许多医院加入了数字化医院的建设,试图通过最新的物联网技术等来提高医院的医疗服务水平和管理效率。医院废物分类管理的数字化改造应用可以促进医院实现更高效的服务和管理。医院废物分类管理的数字化管理是全国医疗行业的一项重点工作,也是一项创新工作。医院垃圾分类管理数字化改造,可以对所有垃圾箱的运动轨迹、停留时间、位置进行监管,通过室内外一体化定位系统,形成完整的医疗垃圾整体处理的轨迹链,防止医疗垃圾外流。用"医疗垃圾电子管理系统"取代目前的人工管理模式,可以实现医疗垃圾收集、运输和暂存的全过程信息化,实现无死角的全程监管。可以有效防止医疗垃圾的流失、泄漏、扩散等事故,提高医疗机构的应急能力,保障群众健康。

国家生态环境部要求医院依托固体废物管理信息系统如实记录相关信息,申报医疗垃圾的种类、产生、流向、贮存和处置情况,全面操作医疗垃圾电子转移联单（如有遗失,需报告情况）。医疗机构实施医疗垃圾电子转移联单,是"配送服务"改革精神的重要体现,主要表现在以下几个方面:

一是医疗机构在网上申报医疗垃圾的产生、储存、利用和处置,无须来回到窗口,降低了其时间成本,体现了政府执政为民的重要理念。

二是生态环保部门不需要大量打印空白票据,有效降低了政府部门的财政支出。

三是使医疗垃圾转移工作更加高效规范,网上数据可以长期保存,进一步规范医疗机构医疗垃圾的环保管理,强化其环保主体的责任和意识,使其有据可查,减少医疗机构纸质文件丢失和单位关闭转移带来的影响。

上述规定实施后,很多医疗机构退回了纸质票据,大部分都在网上申报医疗垃圾转移,运行医疗垃圾电子转移单。

（二）面临的难点

垃圾分类是维护环境、科学处理和合理利用垃圾的有效途径,其重要性不言而喻。

虽然医院有生活垃圾分类箱,但由于前期分类简单、管理不善、宣传力度不够、基础设施不均衡、考核不严等复杂原因,大多数患者并没有按要求进行分类,乱扔垃圾的现象时有发生。

（三）数字化转型的对策

1. 建章立制,重视数字化转型宣传

由医院领导牵头,制定数字化转型废弃物分类管理总体规划体系,全员参与,建立全局思维,自上而下构建完整的数字化转型废弃物分类管理体系。根据医院的实际情况,制定数字化转型医院的垃圾分类管理制度和生活垃圾监管制度,使社会化从业人员和全体医务人员统一思想,共享共同目标。

2. 加大垃圾分类硬件投入力度

医院可按照可回收垃圾、有害垃圾、厨余垃圾等种类配置各种垃圾箱,在医院内设置大型垃圾回收箱,实现大型垃圾的回收利用,并设置智能分类回收箱,方便垃圾的分类投放。为垃圾桶配置同颜色的垃圾袋,方便识别。同时对垃圾收集设施的使用进行合理的数字化改造,如根据人流特点在门诊医疗技术区设置垃圾桶,便于垃圾分类。更新垃圾分类设备,在垃圾收集室设立各类垃圾存放区,便于回收利用。根据餐厨垃圾的特点,医院设置了专门的餐厨垃圾无害化处理装置,将餐厨垃圾转化为有机堆肥。

3. 加强日常管理考核

用"医疗垃圾电子管理系统"取代目前的人工管理模式,可以实现医疗垃圾收集、运输和暂存的全过程信息化,实现无死角的全程监管。可以有效防止医疗垃圾的流失、泄漏、扩散和事故,提高医疗机构的应急能力,保障群众健康。医院可以进行周总结、月总结、日抽查。

第三节 应急保障

一、大型综合性医院适应性后勤应急保障系统建设

近年来,医院后勤部门为了解决一些突发性事件,根据相应的工作内容展开了应急预案的设定,对开展救治保障服务工作起到了非常重要的作用。应急预案在整体执行的过程当中,由于受到环境因素的影响,会产生一些问题,通过对这些问题进行研究和分析,制定具有针对性的解决措施,可以有效保障后勤工作的效率和质量。

近年来,随着灾害性事件的逐渐增多,各级医疗机构针对突发性的事件制定了紧急预案。

（一）适应性管理

在情况非常复杂的条件之下,组织机构应该在内部进行协调管理,以便对一些突

发性的事件进行紧急的回应,制定相应的解决措施,有效实现组织的目标。应该快速地了解民众的具体需求,不仅要立即采取行动,还要具有针对性地展开相应的措施。在作出回应的过程中,需要具有前瞻性,考虑到紧急事件的未来发展趋势。适应性管理可以体现一个组织在应对突发事件时的应变反应能力,考察其对信息的敏感度以及处理能力。医院的后勤应急保障系统,针对一些突发性的事件,应该能立即获取相应的信息,以便于后期开展相应的措施。要对线下的突发情况进行有效的帮助和解决,对突发事件可能会引起的后续事件进行准确预判和分析,以提供更加大力的支持和有效的服务保障。

（二）适应性管理的要素

现代医院后勤管理工作在开展的过程中,在职能专业化整体发展的基础之上,对劳动进行了有效的分工,明确了医院的等级层次结构,对于相关的规章制度进行优化和完善,在这种结构下,医院的人际关系非个性化。医院的工作程序实现系统化的发展,在选拔和提升相应的工作人员时,主要是以业务能力为评判依据。在如此的管理体系下开展后勤工作,可以有效推动工作向流程化、制度化、科学化、标准化、精细化的方向发展,能够有效提升医院后勤工作的水平和质量。医院应急保障预案在整体建设的过程中,也是在以上所叙述的架构之上建立的,医院后勤管理工作在开展的过程中,虽然原有体制的体系在其中发挥着重要的作用,但是也带来了一些负面问题。例如原有体系阻碍了个人的成长,在一定程度上支持了盲目服从的工作态度,不承认非正式组织的存在,也没有考虑到一些突发事件,使得医院存在着无形的权力和控制系统。由此可见,医院后勤管理工作面临的形势还是非常严峻的,应该及时地对现有的管理体系进行优化和完善。

（三）适应性医院后勤应急保障系统的建设

1. 基本步骤

分析适用性管理方法的具体内容,了解每一个环节之间的相互关系,熟悉整体的循环过程。适应性管理在开展的过程中,需要经过以下几个步骤:首先,适应性管理小组中会有一名利益相关人员参与,工作人员需要对具体的问题进行明确判断,以便后期制定正确的管理目标。其次,有效了解管理工作在开展的过程中相关的影响因素以及存在的风险,通过推断假设来预测管理措施所带来的影响,在实施方案的过程中需要全方位进行监管,以便后期对方案进行优化。

2. 问题确定与方案设计

适应性管理在开展的过程中,强调的是组织如何应对外来信息,在获取信息之后又是怎样开展具体措施的,有关医院后勤保障工作的服务信息都属于外界环境信息。当突发紧急事件发生之后,医院后勤保障预案以及其他的应急措施会起到重要的作用,支持后期开展应急工作,使整个救援工作有条不紊地开展下去。对于自然灾害紧急预案处理,即使当地没有类似的自然灾害,也要制定相应的预案,以便有效解决其他地方所发生的公共卫生事件,可以为其他的地区提供公共卫生支持。

3. 需求分析的前瞻性

医院后勤应急保障工作在开展的过程中,针对所有的突发事件,相关医疗活动在开展的过程中都可以得到后勤部门提供的有效保障和支持。适应性的管理工作模式,强调对事件进行前瞻性的预测,以便对突发的环境进行相应处理,为救援活动提供更加强有力的保障和支持。医院在开展服务工作的过程中,要充分考虑各方面的因素,例如语言、气候、民风民俗等多方面的需求。通过对这些因素进行需求分析之后,可以对应急救援方案进行优化和调整,在医疗救援团队中配备翻译,避免语言上的不同。

4. 系统回应的自主性

减少应急保障服务中的行政指令,确保各部门的反应速度,为救援工作进行充分的准备,行动要先于指令,在开展许多工作时,大多数的行动是没有接收到上级指令的,这才是应急预案所具备的特色。通过对救援应急预案进行不断的优化和完善,对医院后勤管理工作进行适应性模式管理。当公共卫生事件发生之后,后勤保障管理工作要具有充分的高度适应性,使自身的管理系统具有一定的灵活性。公共事件管理过程中,在解决一些具体的问题时,专业人员起到了非常重要的作用,此时的管理者起到的是辅助作用,在处理工作时能够起到实际作用的才是此时的管理人员。医疗工作团队要具有一定的灵活性,不要墨守成规、死守命令,应该对团队的工作任务进行明确的划分,积极地引进一专多能的工作人员,以便对工作任务新型交叉覆盖,也方便后续工作的沟通和协调。医疗团队中的专业人员要得到相应的鼓励,充分发挥工作人员的主观能动性,不断地带领团队实现组织的目标。

近年来,随着自然灾害以及一些公共卫生突发事件的发生,医院对于后勤保障工作给予了极大的重视。我国经济在快速向前发展,综合国力有了大幅度的提高,自然灾害以及一些突发事件,会给人民的生命和财产造成严重的威胁。虽然我国对这些突发事件比较重视,医院的公共应急体系规模较成熟,但是由于突发事件具有不确定性,因此会给医院的应急管理体系建设带来一定的挑战。

医疗救援应急工作在开展的过程中,后勤保障工作是非常重要的一个环节。后勤保障工作本身就是比较复杂的,需要应用适应性管理工作模式,有效保障后勤工作的科学性、准确性、完善性,在实际工作中总结大量的经验和方法,不断地对适应性管理体系进行优化和完善。适应性管理体系可以说是比较新的管理理念,所以理论和实践上还有所欠缺,需要进行更加深入的研究与分析。通过对实际的紧急案例进行收集和汇总,推动适应性管理模式,更好地应用于医院的后勤保障工作中,改变传统的后勤应急管理工作模式,有效提升医院后勤保障工作的效率和质量。

二、医院后勤应急与安全管理实践与探索

医疗机构必须适应不断变化的社会环境,引进新的管理理念,遵循"预防"工作原则,为医院的稳定发展创造有利条件。后勤管理是医院管理的一个重要组成部分,也是安全保障的一个重要方面。

（一）重视安全管理,建立健全组织架构与管理制度

设立消防安全指导小组,主要由管理人员组成,有效履行消防安全职责,提高员工的风险意识,建立目标明确的培训计划,包括各种医院突发事件的风险教育。参加教育课程的人员比例、意外事故应列入各科年度考核评价指标中,并与各科工作绩效直接相关。要引导大家提出合理化建议,并提供与此挂钩的奖励措施。

（二）做好基础管理,建立优质、安全、高效的后勤保障体系

1. 加强基础管理体系

保障基本管理,建立优质、安全、高效的后勤保障体系。稳定的能源供应,是一个要优先考虑的问题。安全管理是一项基础性工作。为加强安全管理,必须不断组建强化队伍,建立与管理因素相适应的高品质安全保障体系。每一项标准细化到点,具体到责任人,以确保医院的安全。

2. 加强人员管理保障

由于一般设备和专门设备的数量增加,操作人员和设备管理人员在安全的理论和管理方面缺乏充分的训练,要建立一个适当的后勤管理系统,以满足医院的实际需要,并查明、评估和控制风险来源,避免在操作过程中出现严重的安全威胁。各科和医院的负责人要与医院签署全面的责任指示。建立消防安全管理小组,由部门主管领导具体负责,除了需要详细了解一般的机械设备、电气设备,还需了解二级供水设备、污水处理设备、新的风扇、空调操作模块,新的空气滤清器等的运作流程。现今越来越多的医院在大规模使用电气设备,安全管理是一个很大的挑战,管理设备的责任务必要落实到每一个人身上。

3. 加强突发事件管理保障

突发事件的发生,医院后勤的供电、供水、供氧等能源供应中断,势必影响医院的正常运转。为应对后勤突发事件,要建立完备的应急预案并定期演练。医院每年进行停电、停中心供氧的演练,熟悉在突发事件中的工作流程,提高应对突发事件的能力。医院后勤保障中有一些是非常专业的,如发电机、高压配电设备、特种设备等的问题,可能对医疗安全产生严重影响,因此要加强专业技术人员的培养,预防和控制风险。

4. 建立"危险因素管理制度",确定规范性风险因素

分析、评估和应对主要风险因素,并制定预防性措施以应对这些风险;建立一个危险源和主要危险源管理系统,以确保医院后勤安全。例如:建立和严格执行危险作业许可证发放程序;建立个人防护用品管理制度,对采购、验收、发放、使用、更新、报废等进行规范。医务工作者服务于人的健康和生命,服务对象的特殊性决定了医院后勤的安全性要求必然高于其他后勤服务。

5. 加强设施保障

强化对院内活动场所和坐卧设施的管理,防止跌倒、坠床等意外发生,营造无安全隐患的环境。在智能时代,有效的技术性保护设施可以补偿人工盲区。应加强安全控制和监测,添加平台服务器安全系统,完成对安全系统控制工具的升级,构建平台显示子控制系统,在控制室中安装流媒体服务器,满足医院的安全需要。远程移动客户建成后,管理人员可以在正常工作时间内使用移动终端控制系统实时访问视频和视频监视器,使医院管理人员能够及时监测安全情况。

(三)在实践中不断寻求创新管理方法

1. 对风险进行分类监管

对后勤各方面存在的风险进行分类,对影响较大的风险进行分类,后勤保障部门每月自评,并向医院报告各类风险的处理情况,做到连续跟踪,不留死角。

2. 及时分析和解决临床部门反馈的问题

按影响大小和紧急程度,将临床部门反馈的后勤相关问题分为Ⅰ、Ⅱ和Ⅲ类,Ⅰ类应立即到现场处理,Ⅱ类应于当日处理,Ⅲ类应于3日内处理。后勤处理人员要建立"后勤问题反馈表",对问题进行分析总结,提出改进方案,并与问题反馈方探讨,反馈方对处理结果进行评估。

3. 建立"分工责任细化标准"

按照后勤的分工,将医院的实际任务分解为具体、可量化的目标;设立后勤安全生产管理机构,明确机构组成和职责,明确关键岗位的安全责任人,签订安全生产责任书;配备专(兼)职的安全管理人员,对各区域的安全生产情况进行检查,发现问题,督促整改;建立例会制度,定期召开会议,协调解决后勤安全生产问题,形成会议纪要,由全体员工督促落实。

4. 依法依规建立和完善相关的组织机构、制度、规程

制定专项管理标准体系,对员工进行岗位培训,并通过上级部门的验收。首先,依据法律法规、科学方法制定标准。其次,在具体实施过程中进行综合管理。后勤管理是医院管理的一个重要组成部分,也是安全保障的一个重要方面,应得到足够的重视。

5. 相关考评的规范化建设

其作用在于确保员工按照规定的安全生产标准进行工作,消除员工在工作中的随意性、侥幸心理。评估标准要明确评估事项、处罚标准、合格标准等。对不合规问题或严重问题,都要按标准处罚;员工学习达标者,可申请考核验收。

6. 建立"危险因素管理制度",日常加大对相关危险的辨识程度

对重大危险源进行分析、评估和响应管理,制定防范措施,确保隐患得到消除;加大对医院后勤安全生产的关注度,对相关认知有一定的核对标准,实行评估和管理,规范危险源和重大危险源的分级、标识、检查、监控等;建立并严格执行危险作业的评审和审批程序;建立个人防护用品管理制度。

为了有效防止并能及时解决安全问题,应不断加强医院安全管理,尤其应加强对医院基础设施的管理。依法建立适当的组织、制度和程序,制定特殊的安全标准,加强后勤安全管理。在实施标准、具体作业指导、反馈作业成果、标准实施过程中,采用将技术与管理相结合的共同标准,形成良性循环。

三、医院应急医疗物资储备与保障体系建设

应急医疗物资包括医疗设备、药品、消毒剂、防护服等,是医院应对灾害和突发事件的关键资源。建立完善的医院应急医疗物资储备与保障体系对于提高医院的应急响应能力、保障患者生命安全以及医院的可持续发展具有重要意义。有效的医疗物资储备与保障体系可以确保医院在灾害发生时快速应对,迅速调配物资和人力资源,提高医疗救治的响应速度和质量。此外,合理储备和管理医疗物资可以降低采购成本和库存损耗,提高物资利用率,从而达到节约资源的目的。更重要的是,健全的应急医疗物资储备与保障体系不仅可以应对突发事件,还能提高医院的整体运营水平和管理能力,为医院的可持续发展打下基础。

在国内外许多研究机构和学者的努力下,医院应急医疗物资储备与保障体系的建设得到了广泛的研究。通过深入研究医院应急医疗物资储备与保障体系的背景、挑战和有效策略,可以为医院应对突发事件提供有力的支持和保障。

（一）体系建设中的挑战和问题

1. 物资储备量与种类的确定

在医院应急医疗物资储备与保障体系建设中,确定合理的物资储备量和种类是一个关键问题。不同类型的灾害和突发事件对应的医疗物资需求有所差异,而储备过多或过少都会带来问题。确定物资储备量需要综合考虑历史数据、风险评估、需求预测以及医院的承受能力。此外,还需要考虑不同种类物资的优先级和关联性,以确保医院能够应对多样化的应急情况。

2. 物资质量与安全保障

物资质量和安全保障是医院应急医疗物资储备与保障体系建设中不可忽视的问题。医疗物资的质量和安全性直接关系到患者的生命安全和医疗效果。因此,医院需要建立严格的物资质量控制和检测机制,确保采购的物资符合相关标准和要求。此外,还需要加强供应商的资质审核和监督,以确保物资来源的可靠性和质量。

3. 物资库存管理与更新

物资库存管理与更新是医院应急医疗物资储备与保障体系建设中的关键问题。医院需要合理安排物资的库存,避免过多或过少的库存带来的问题。同时,医院需要建立库存管理系统,定期进行库存盘点和清理,及时处理过期、损坏或不合格的物资。物资的更新也是一个挑战,医院需要考虑物资的使用寿命、技术更新和质量改进等因素,及时更新物资以确保其有效性和安全性。

4. 应急演练与人员培训

应急演练和人员培训是医院应急医疗物资储备与保障体系建设中的重要环节。应急演练可以帮助医院检验和完善应急响应计划,熟悉物资的调配和使用流程,提高团队的协同能力。人员培训则需要针对不同岗位的人员进行相关的应急培训,包括物资管理人员、医务人员和后勤人员等。这涉及培训内容和方式的确定、培训资源的配置和培训效果的评估等问题。

(二)改进的策略和方法

1. 完善的物资储备规划与管理

(1)风险评估与需求预测。在物资储备规划和管理过程中,首先需要进行风险评估和需求预测。通过对历史数据、灾害风险评估和疫情数据的分析,可以评估不同灾害和突发事件对医疗物资需求的影响。结合需求预测模型和统计方法,可以准确预测不同物资种类和数量的需求量,以便合理确定物资储备量。

(2)多层次储备。为了应对不同层级的应急需求,建立多层次的储备系统是必要的。这包括中央储备、区域储备和院内储备。中央储备主要针对大规模灾害和全国范围的紧急情况,由政府或相关机构负责统一储备和调配。区域储备用于地方性灾害和突发事件,由地方医疗机构负责储备和调配。院内储备用于医院内部的应急救治,确保医院在突发情况下能够及时响应。

(3)信息化管理。建立物资储备管理的信息化系统是提高效率和准确性的重要手段。该系统应包括物资库存、采购记录、消耗情况等数据的实时监测和管理。通过信息化管理,可以实现对物资储备情况的及时掌握和精确统计,为物资调配和补充提供科学依据。此外,信息化系统还可以支持库存管理、需求预测和库存更新的决策过程,提高物资储备的精细化管理水平。

2. 建立健全的物资采购与供应链管理机制

（1）供应商管理。建立供应商评估和选择机制，对供应商的信誉度、产品质量、交货能力等进行评估，选择可靠的供应商合作。建立长期稳定的供应关系，确保物资的及时供应。通过与供应商建立合作伙伴关系，可以获得更好的价格、服务和支持。

（2）信息共享与协同。建立与供应商的信息共享机制，实现供应链各环节的协同管理。通过共享需求信息、库存信息和物流信息等，可以实现供应链的高效运作和及时响应。采用信息化系统，确保供应链各环节的信息实时更新和共享，以提高整体运作效率。

（3）库存和运输管理。建立科学的库存管理策略，通过库存控制方法（如 ABC 分析法、经济批量订购模型等）控制物资库存水平。根据物资的使用频率和重要性，合理安排库存量，避免过多或过少的库存。同时，建立高效的运输管理机制，确保物资的安全运输和快速配送。与物流服务商建立合作关系，优化运输网络和运输方式，提高物资的运输效率。

3. 强化物资质量与安全保障措施

（1）供应商审核与监督。建立供应商的资质审核和监督机制是确保物资质量的重要环节。通过对供应商的质量管理体系、产品质量认证和供应能力等方面进行审核，筛选合格的供应商合作。建立长期稳定的合作关系，并定期进行供应商的质量评估和绩效考核，以确保供应商持续符合质量要求。

（2）风险管理与安全防范。进行风险管理，识别储备物资可能面临的风险，并采取相应的安全防范措施。针对不同类型的风险，制定相应的预防和控制措施，包括物资储存环境的安全措施、灾害防范措施、物资贮存容器的防护等。例如，对于易受潮、易损坏的物资，可以采取防潮、防护措施，确保其质量和安全。

（3）质量管理体系。建立健全的质量管理体系，包括制定和实施质量管理制度、程序和标准。建立质量管理团队，负责制定质量目标、质量评估和持续改进。通过内部审核和监督，确保质量管理体系的有效运行，提高物资质量的稳定性和可靠性。

4. 优化物资库存管理与更新策略

（1）库存优化。通过库存控制方法，进行库存优化，避免过多或过少的库存。可以采用定量订购模型、安全库存模型等方法，根据物资的使用频率和重要性，合理安排库存量，确保关键物资的供应。库存优化可以降低库存成本、提高库存周转率，并减少因过多库存而导致的物资损失。

（2）物资损耗控制。建立物资损耗控制机制，对物资进行定期检查和维护，避免损耗和浪费。建立健全的物资使用和管理制度，包括规范的物资领用、储存和保管流程。定期进行库存盘点，及时发现和处理物资的损耗和报废情况。通过培训和宣传活动，加强医务人员和后勤人员对物资保护的意识，减少人为因素导致的物资损耗。

（3）技术创新与信息化支持。借助新技术和信息化手段，提高库存管理和更新的效率。物联网技术可以实现对物资库存的实时监测和追踪，通过传感器和标识技术，实时获取物资的数量、位置和状态信息。人工智能技术可以应用于库存需求预测和优化库存分配。通过智能化监测、预警和自动化管理，提高物资库存管理的精准度和实时性。信息化支持可以通过建立物资管理系统，实现库存数据的集中管理和共享，提供及时的决策支持和报告分析。

5. 医院应急医疗物资储备与保障体系的重要意义

完善物资储备规划与管理、建立健全的物资采购与供应链管理机制、强化物资质量与安全保障措施以及优化物资库存管理与更新策略等4个方面，均可进一步改进和加强，以提高医院应急医疗物资储备与保障体系的效能和可靠性。然而，目前在医院应急医疗物资储备与保障体系建设中仍面临一些挑战和问题，需要进一步深入研究和探索。

（1）需要加强与政府和行业监管部门的合作与协调。医院应急医疗物资储备与保障体系的建设需要政府的支持和引导，建立相关政策和法规，并加强对医疗物资市场的监管。政府和行业监管部门应与医院紧密合作，共同推动应急医疗物资储备与保障体系的建设。

（2）需要加强技术创新和信息化应用。随着物联网、人工智能等新技术的发展，可以进一步提升物资管理和应急响应的效率和精确性。未来的研究方向可以探索如何利用新技术和信息化手段，实现物资的智能监测、预测和管理，提高应急医疗物资储备与保障体系的智能化水平。

（3）需要加强跨部门、跨机构的合作与协同。医院应急医疗物资储备与保障体系涉及多个环节和多个部门，需要各方共同努力，加强信息共享和协同管理。未来的研究可以探索如何建立更加紧密的合作机制，促进跨部门、跨机构的合作与协同，提高应急医疗物资储备与保障体系的整体效能。

综上所述，改进和加强医院应急医疗物资储备与保障体系是一个长期而复杂的任务。通过完善物资储备规划与管理、建立健全的物资采购与供应链管理机制、强化物资质量与安全保障措施以及优化物资库存管理与更新策略，可以提高医院的应急响应能力和保障患者的生命安全。未来的研究应重点关注技术创新和信息化应用，加强与政府和行业监管部门的合作以及加强跨部门、跨机构的合作与协同，为医院应急医疗物资储备与保障体系的建设提供更加科学和可行的解决方案。

第四节　档　案　管　理

后勤档案管理在医院档案管理工作中占有十分重要的地位。针对医院后勤管理结构日益复杂的现状，应加强对医院档案建设和管理的重视程度。

医院后勤档案是医院后勤管理工作的直接记录,是医院在接受相关检查和评审时,再现以前的工作方式和思路的重要途径。医院后勤档案管理的主要内容包括:医院基建工程类、外包服务类、日常运维类、医疗设备类管理。后勤档案大致可以分为文书档案、基建工程档案、设施设备档案等。这些档案不仅是医院正常运行的重要保障,也是医院后勤管理工作最真实的记录。因此,对后勤档案资源进行科学、合理的管理,不仅可以有效地提高医院后勤档案的管理水平,而且可以有效地促进医院的正常运行。

一、医院后勤档案管理概述

档案管理是医院后勤管理工作的重要组成部分。医院后勤档案种类繁多,主要包括:物资设备管理类档案(如资产设施、医疗设备档案、产品三证、购销合同、招投标文件、厂商资质等);日常运维类档案(如水电气、设备运维、通用设备维修档案、医疗废物处理等);基建工程类档案(如设计平面图、施工资料、房屋竣工验收证明等);行政管理类档案(如后勤规章制度、行政相关文件、会议纪要等);外包服务类档案等。档案的创建与管理对促进医院的可持续发展具有重要意义,同时也是医院后勤保障工作开展的第一手资料。这些档案不仅可以为追溯历史、技术调研等提供重要信息,还可以在医院的建设、维修、管理服务中使用。它服务于现在,也有利于未来。因此,医院应逐步提高后勤保障部门对建立档案的认识。

二、医院后勤档案的类别

1. 设备管理类档案

建立设备档案的主要目的是在设备的购买、装机验收、使用以及维修保养管理方面加以利用,大幅提高设备管理的效率,更好地为部门的管理效益做出贡献。

2. 基建类档案

医院基建工程类档案包括新建、改建、扩建和维修等活动中产生的一系列记录。医院在日常运营和管理中经常要进行改造维修,这些改造维修活动必须基于相关历史档案和有关记录,以有效确保改造维修工作的安全进行。

3. 日常运行类档案

医院日常运行类档案主要包括医院水电气、餐饮管理、物资消耗、清洁消毒等内容。相关档案管理工作较为复杂,且标准较高。日常运行类档案是医院后勤档案管理的重要组成部分。为了保障医院服务的正常运行,档案管理人员必须科学、高效地进行管理,为医院的正常运行提供准确的数据,为医院的日常管理提供可靠的依据。

4. 外包服务类档案

目前,为了实现自身的可持续发展,医院将部分专业性的后勤工作外包给其他公司。由于外包服务具有管理难度,在构成上会存在一定的风险。因此,医院应建立完善的外包管理档案,科学高效地管理医院外包公司。

三、医院后勤档案管理的现状及存在的问题

1. 档案管理意识淡薄、资料收集不全面

长期以来,大多数医院职工和领导干部轻视后勤档案的建设,而高度重视医疗档案。然而,如果不重视后勤档案资料收集、整理和有效保存,后果就是导致许多重要的原始资料遗漏和丢失,从而无法提供有助于医院建设和日常管理发展的信息数据。另外,后勤人员流动性强,人员不稳定,使得档案资料的管理容易脱节。档案管理责任归属不明确,导致档案的流向不清甚至丢失。

2. 缺乏系统化管理体系、规范化流程和管理制度

后勤档案没有明确管理制度,档案没有系统化的归档流程,资料交接没有明确的标准,缺乏统一的集中管理。因此,很多后勤档案资料只是被简单收集或者废弃,没有进行收集登记或者仔细保管,并定期送交上级档案部门。也可能是没有明确的管理制度和流程,导致后勤档案资料分散在不同的经办人手中,从而忽视了管理。档案未能得到有效的分类管理和归档,导致后勤档案资料的缺失。

3. 档案种类多,管理便利性不足

后勤档案资料大多采用传统的文件记录和管理方式,以纸质为媒介,以人工录入为辅的文件记录和管理方式,因为合同、协议等文件较多,都需要保持原始状态。后勤档案资料往往种类复杂,数量庞大,即使通过计算机录入形式管理,也会影响工作效率,不仅花费时间和精力,在实际工作中也容易出错,还会影响查阅、跟踪,造成后勤档案管理方式的便利性不足、利用率低。

4. 管理手段过于传统,信息化程度低

目前,医院正在建设智慧后勤,但是信息技术在医院后勤档案管理中的应用还是非常有限的。后勤档案管理仍处于原始的人工操作阶段,管理方法十分传统。医院大多数的档案仍然是纸质材料的归档和管理,没有引入信息化、网络化,也没有利用软件创建适用的数据库和平台。管理人员无法共享手上的档案资料,进行即时查阅。这无疑阻碍了档案的长期保存和快速检索。

四、对医院后勤档案管理的建议

1. 规范化、标准化的档案建设

医院后勤管理部门需要对后勤档案进行规范化、标准化管理。医院可结合自身实际情况,在原有档案管理制度的基础上不断完善。同时,医院还需要设立专门的后勤档

案管理部门,为科室配备专业的后勤档案管理人员,明确各自的工作职责。此外,医院还应制定科学的档案管理流程以提高档案管理的工作效率和水平。

2. 加快档案管理信息化建设

医院管理的工作趋势是信息化、数字化,这也是医院的发展方向。以往陈旧的管理方法已经难以满足医院的发展需求,可以通过建立数据库、网络平台等方式加强信息化的档案管理。同时,利用相关的档案管理软件,将档案内容按文书、基建、设备等类别分别输入进去,不产生遗漏,形成高效的电子档案管理模式。

信息化的档案管理不仅可以快速检索档案,还可以强化档案的出入库管理,跟踪出借的档案,避免遗漏、丢失,全面控制和管理档案,减少差错,提高管理效率,同时也有效地对档案的流转实行动态监管。

综上所述,医院后勤档案是医院的重要财产。医院后勤档案管理是一项长期而复杂的工作。未来医院建设业务必将向多元化、创新化的方向发展。后勤部门要敢于在原有的工作模式上创新,充分利用信息技术提升后勤档案管理水平,最大化地实现后勤档案的价值,实现医院的可持续发展。

第四章　廉　政　建　设

在进一步加强医院后勤部门廉洁风险防控力度的过程中,要坚持双管齐下,形成健全的防控体系。一方面,要从管理升级入手,消除过程漏洞;另一方面,要从监督升级入手,严查廉洁问题。除此之外,还要双管齐下,形成防控体系,营造风清气正的工作环境,持续助力医院后勤部门廉洁风险防控工作的有序发展。

在进一步加强医院后勤部门廉洁风险防控力度,营造风清气正的医院环境的实践过程中,需要从医院后勤部门工作中的问题入手,采取多种应对措施,有效消除廉洁风险的负面影响,切实保障医院后勤工作的有序开展,从而最终形成医院后勤部门廉洁风险防控体系,彻底消除腐败问题的生存土壤,营造廉洁奉公的工作氛围,深度激发后勤部门工作人员的上进热情,持续为医院事业的高质量发展和可持续发展提供强有力的保障和支持。在消除廉洁风险、形成防控体系的过程中,可以尝试从管理角度和监督角度同步入手,形成双管齐下的新格局,切实做好医院后勤部门的廉洁风险防控工作。

一、管理升级,消除程序漏洞

在医院后勤部门廉洁风险防控工作中,从管理角度入手,有效消除程序漏洞,不给腐败分子预留空间,切实消除腐败问题的生存土壤,是有效做好防控工作、大幅削减廉洁风险影响的必由路径,更是防患于未然、切实提高后勤部门廉洁风险防控工作质量的关键环节。在管理升级、消除程序漏洞的实践工作中,可以尝试从以下 3 个步骤入手,循序渐进,消除漏洞,健全风险防控体系。

(一)及时发现漏洞

医院后勤部门要通过对现有工作资料、开放工作资料以及国内外后勤管理工作资料的综合梳理,及时发现后勤管理工作中廉洁风险的表现情况,找到后勤部门管理工作中出现的漏洞,进而以此为切入点进行深入挖掘,从程序层面找到关键的短板。这种充分借鉴国内外后勤管理工作经验,及时发现廉洁风险漏洞的常态化工作,能够让医院后勤部门始终保持高度的警惕性,能够敏锐发现廉洁风险隐患,切实做到防患于未然。

(二)进行制度研判

在发现了程序漏洞,了解了潜在问题之后,就需要立足本院特色,结合医院后勤部门工作的实践经验,进行制度层面的研判,找到消除制度漏洞,补齐制度短板,健全程序流程的正确方法。在此过程中,医院后勤部门要秉承开放态度,主动与相关部门进行合作,主动接受专业团队的有力支持,主动引进党员干部的干预力量,切实做好制度研判,准确把握制度问题,进而提出行之有效的改进意见,为进一步完善医院后勤部门的管理制度做好准备。

（三）健全制度体系

基于制度研判工作,在获取了各方的反馈意见之后,医院后勤部门就要主动对管理制度进行优化和升级,对管理细节、管理措施、管理流程等进行全面的优化,并将之落实到医院后勤管理工作之中,对其运行情况进行观察、记录、评估和反馈。根据实践反馈意见,进一步完善制度,优化环节,使应对廉洁风险的管理制度得以发挥积极的作用。

通过上述3个流程的循序渐进和良性循环,就能够使医院后勤部门始终保持对廉洁风险的敏锐嗅觉,主动发现问题,主动分析问题,主动解决问题,切实消除程序漏洞,不断补齐医院后勤部门的管理短板,从而使医院后勤部门具备健全的廉洁风险防控制度。事实表明,制度性的风险防控,能够显著增强医院后勤部门的廉洁保障力度,有助于消除潜在的廉洁风险问题,切实营造风清气正的工作环境,坚决杜绝腐败问题的滋生,切实消除腐败分子的生存土壤。

二、监督升级,严查廉洁问题

在医院后勤部门廉洁风险防控工作落地过程中,要坚持监督升级,不断提高监督力度,切实通过监督力量的有效注入,严查廉洁问题,严控廉洁风险,切实保障医院后勤部门的廉洁奉公,有效促进医院后勤管理工作的高质量发展。在监督升级、严查廉洁问题的实践工作中,医院后勤部门需要从3个方面入手,积极进行升级。

（一）加强纪律检查

在医院后勤部门监督升级的工作中,要以党员干部为带头人,充分发挥党员干部的先锋带头作用和反腐倡廉示范作用。以党员干部为主体,建立起纪律监察团队,进而以该团队为核心,根据医院后勤部门廉洁风险的表现特征,持续对重点岗位、重点流程、重点环节、重点时间、重点人员进行纪律检查,落实纪律检查常态化工作,持续发现廉洁问题,持续打击廉洁问题,持续消除廉洁问题。

与此同时,医院后勤部门的纪律检查工作,要积极配合医院的纪律检查工作和当地政府部门的纪律检查工作,一旦发现廉洁风险问题,要做好及时上报,及时反馈,及时澄清,及时查处的各项配合工作,确保能够形成上下一心的纪律检查合力,切实打击廉洁风险,消除廉洁隐患。这种加强纪律检查工作力度,发挥党员干部带头作用的创新做法,会让医院后勤部门的工作态度更为端正,也会使医院后勤部门的廉洁风险得到有效的遏制,切实将之消除在萌芽状态。

（二）加强公众监督

医院后勤部门的廉洁风险防控工作,不仅涉及医院内部的廉洁风险防控,还涉及社会领域的廉洁风险防控,是反腐倡廉工作的重要构成部分,因此,在监督升级、严查廉洁问题的实践工作中,医院后勤部门要加大公众监督力度,接受来自社会大众的开放性监督和检查,切实通过公众监督的方式,消除潜在的廉洁风险,打击隐性的腐败问题,保障医院后勤部门风险防控工作的高质量发展。

在医院后勤部门的廉洁风险防控工作中,要根据医院要求和当地政府的规定,积极进行后勤管理工作的公示,通过医院网站、后勤部门的宣传栏以及政府部门的宣传平台,进行医院后勤管理工作信息的公开发布和公开展示,允许社会大众对医院后勤管理工作的细节进行监督和检查。一旦发现医院后勤管理中潜在的廉洁问题或廉洁风险,就需要积极配合大众反映的问题,进行自身的检查,及时消除风险,及时减少隐患,切实在大众监督的有力推动下,远离腐败问题,走向廉洁奉公的正轨。

近年来,随着新媒体技术的蓬勃发展,伴随着社会大众公共意识的增长,公众监督力量异军突起,成了打击腐败问题、降低廉洁风险的重要力量。医院后勤部门正是要抓住这一契机,及时引进公众监督,持续加大公众监督,切实提高医院后勤部门的风险防控力量,筑牢医院后勤部门风险防控根基。

(三)加强财务审查

在医院后勤部门廉洁风险防控工作落地过程中,要充分利用财务审查工作的技术性优势,对部门财务情况进行定期的审查和审计,及时发现隐藏于财务信息中的腐败问题或腐败现象,这样一来就能够凭借财务审查工作的有效跟进,进一步增强后勤部门的风险防控能力。

长期以来,医院后勤部门廉洁风险防控工作与财务审查审计工作有着十分密切的联系。一方面,后勤部门会基于制度要求,进行财务审查审计方面的工作,对现有的物资、设备、人员等进行统一的管理,及时进行廉洁风险的排查,有效消除内部隐患,保障后勤部门财务管理的廉洁有序。另一方面,医院后勤部门还会与外包企业、第三方服务企业、合作机构等,共同聘用财务审计服务团队,对后勤部门经手的各项设施、材料、药品等进行财务审查和财务审计,确保在合作过程中严格遵循廉政要求,避免出现腐败问题。

通过对内的财务审查和对外的财务审查,医院后勤部门能够借助财务审计技术的有效使用,深层次杜绝腐败问题,有效增强风险防控的能力,进一步保障医院后勤工作的有序开展。

三、双管齐下,形成防控体系

在医院后勤部门廉洁风险防控工作落地过程中,要坚持以防为主,防控一体,严厉打击,切实形成健全的廉洁风险防控体系,并使之持续发挥助力作用,这样才能够确保医院的廉洁风险防控工作持续发挥助力作用,持续营造风清气正的工作环境,持续促成医院后勤管理工作的高质量发展。

（一）坚持以防为主

在医院的管理制度建设和监督体系建设工作中,要坚持以防为主的原则,切实防范腐败问题的发展,切实预防腐败问题的滋生,要将廉洁风险消除在萌芽状态,尽量减少医院后勤部门的损失。医院后勤部门作为医院系统的核心支持模块和保障模块,发挥着极为关键的助力作用,是医院正常运行、医疗服务有序开展的关键所在。一旦滋生腐败问题,一旦造成物资损失,就会对整个医院的正常运行造成极为不利的影响,严重危害患者的生命和健康,为此,医院后勤部门必须坚持以防为主,持续完善制度保障,持续加大监督力量,切实消除风险,预防腐败,坚决避免各类问题的滋生。想要做到这一点,就需要医院后勤部门坚持自查,坚持自律,坚持在开放力量的监督下,不断进行工作升级,不断健全防控体系。

（二）坚持防控一体

在医院后勤部门廉洁风险防控工作落地过程中,还要坚持防控一体。一方面,要预防问题的发生;另一方面,则要控制问题的影响,确保能够在防控一体的工作落地过程中,达到更为理想的廉洁风险防控效果。近年来,伴随着廉洁风险隐患的不断增加,医院后勤部门在风险防控工作上投入了大量的人力和物力,在防控体系建设上也已形成了基本的范式。为了使这种反腐工作在持续消除腐败问题影响、不断减少廉洁风险隐患方面发挥应有的作用,就需要后勤部门坚持防控一体,坚持严厉打击,在出现问题之后第一时间作出反应,这样才能够杜绝问题的产生。

（三）坚持严厉打击

在医院后勤部门廉洁风险防控工作落地过程中,坚持严厉打击是不可或缺的一个重要环节。从当前的医院后勤管理工作中可以看出,一旦发现了腐败问题,出现了腐败隐患,造成了一定的影响,造成了一定的损失,医院后勤部门就会主动出击,联合相关的监察机构、执法机构和政府机构,严格打击违法乱纪分子,有效消除腐败问题,有效降低腐败影响。

这种严厉打击的态度,既需要内部的高度重视,也需要外部的积极配合,更需要后勤管理部门的持续跟进,因此,坚持严厉打击,也是有效消除医院后勤廉洁风险隐患的关键所在。需要相关部门的高度重视,并通过医院系统性管理制度的优化和完善,建立相应的联动机制,确保医院后勤部门一旦发现问题,就可以通过联动机制,积极与各部门进行配合,共同严厉打击问题,只有这样,才能彻底消除问题的影响,共同建设廉洁奉公的医院环境。

在医院后勤部门加大廉洁风险防控工作力度的实践过程中,管理升级能够消除程序漏洞,不给廉洁风险留空子,监督升级能够严查廉洁问题,彻底消除廉洁问题的负面影响。管理升级和监督升级双管齐下,则能够打造防控一体的工作体系,切实严厉打击问题,彻底消除问题,有效调动各方的共同参与,共同营造风清气正的医院环境。相信,只要坚持双管齐下,不断加大廉洁风险的防控力度,医院后勤部门就能够远离风险,凝聚合力,步入高质量发展的新阶段。

第三篇 现代医院后勤保障实践

第五章　人才梯队建设

一、优化医院后勤管理部门人力资源结构

在医院后勤管理部门人力资源结构的优化过程中,应认清部门定位,针对部门工作"专业强,变化多,重创新"的特点,持续提升专业人才占比,重点选拔复合应用人才,有效培养引进创新人才,持续促成医院后勤管理工作的高质量发展,切实发挥医院后勤管理工作支持性和保障性作用。

在医院后勤管理工作高质量发展的过程中,必须要抓住人力资源结构优化升级的契机,根据部门工作需求,积极调整人才结构,不断夯实人才根基,持续为提高工作质量提供有力的人才支持。

(一)医院后勤管理部门的定位

医院后勤管理部门是医院系统正常运行的支持性和保障性模块,后勤管理工作的好坏,直接影响到医院各项工作,因此,后勤管理部门也是医院管理体系中最为关键的节点。为了能够推动医院工作的高质量发展,就必须确保医院后勤管理工作的高质量落地,唯有做好了后勤工作,医院才能蒸蒸日上,取得高质量发展的新成效。这种对医院后勤管理部门定位的清醒认识,是持续优化部门人力资源结构,提升部门工作质量的基本出发点。

(二)医院后勤管理部门的工作特征

医院后勤管理部门的工作特征十分鲜明,有着"专业强,变化多,重创新"的鲜明特点。从综合医院后勤管理工作的实践情况来看,这3个基本特征,有着以下的具体表现。

1. 专业强

医院后勤管理工作是医疗服务工作的重要构成部分,需要相关的专业人才通过专业保障、专业支持、专业服务的方式,为医疗服务提供强有力的支持。这种专业性强的特征,是医院后勤管理工作有别于其他行业后勤管理工作的基本特征。

2. 变化多

医院后勤管理工作所面临的事务多,形式多,要求多,会因人而变,因时而变,因地而变,因此,需要医院后勤管理工作人员根据实际需求,对照后勤管理要求,灵活进行支持,灵活做好保障,确保能够利用有限的医院后勤保障资源,持续为医疗服务的有序开展提供全方位的支持。

3. 重创新

正是由于医院后勤管理工作面临着专业性的挑战和多变性的挑战,所以迫切需要

针对突发问题、新问题或新困难,采取全新的工作方式和工作方法,有效消除问题,有效应对挑战。这种高度重视创新、高度强调随机应变的工作特征,让医院后勤管理工作变得极富挑战性。

(三)优化医院后勤管理部门人力资源结构的策略

在明确了医院后勤管理部门定位,指出了医院后勤管理工作特征之后,想要进行医院后勤管理部门人力资源结构的优化,就要基于这些基本认知,根据医院后勤管理工作的客观要求,灵活进行人力资源结构的调整和优化,以确保通过相应人才的有力支持,不断提高医院后勤管理工作的品质,为医疗服务事业的高质量发展提供强有力的支持。

从综合实践反馈的情况来看,在优化医院后勤管理部门人力资源结构的过程中,可以尝试从以下 3 个维度入手进行有序创新。

1. 持续提高专业人才占比

在医院后勤管理部门的工作过程中,专业人才不可或缺,是有效提供专业保障和专业支持的关键性人才,因此,在优化医院后勤管理部门人力资源结构的过程中,要抓住人才质量提升、优秀人才数量爆发的契机,积极吸引医疗、卫生、健康相关领域的专业人才,使之加入医院后勤管理部门,为医疗服务提供专业支持和专业保障。这些熟悉医疗事业、拥有专业知识、积累了丰富专业实践经验的优秀人才,无疑将让医院后勤管理工作步入高质量发展的新阶段,切实成为推动医院医疗服务高质量发展的生力军。

正是清醒认识到这一基本思路,才需要医院后勤管理部门不断提升专业人才的占比。一方面,医院后勤管理部门可以主动出击,挖掘一批优秀的医疗专业人才,将优秀的专业人才作为医院后勤管理工作的生力军,使之成为各项专业工作的有益补充,切实促进医院后勤管理工作的全面升级。另一方面,医院后勤管理部门可以借助引进专业人才的大好契机,有效激发现有专业人才和非专业人才的上进热情,并组织开展专业培训活动,让现有工作人员能够通过专业培训的方式,更进一步成为具有丰富实践经验和专业知识的优秀人才。这样一来,就能够进一步夯实医院后勤管理部门的专业人才厚度,进一步提高专业知识和专业保障的能力,切实发挥医院后勤管理工作的专业性优势。相信只要坚持不懈地引进专业人才,培养内部人才,不断提高专业人才的占比,就能让医院后勤管理部门步入高质量发展、高效能发展的新阶段,成为医院系统最为坚强的后盾。

2. 重点选拔复合型应用人才

医院后勤管理部门所要解决的实际问题众多,涉及的领域也比较多元,不仅要提供医疗专业服务支持和保障支持,还需要面对社会化的管理工作和管理事务,这就要求医院后勤管理部门工作人员具备较强的复合应用能力,能够成为多面手,肩负起多方面的责任,有效满足医院后勤管理工作的要求。为了持续满足要求,不断提高后勤管理工作质量,需要在后勤管理部门人力资源结构优化过程中,突出选拔复合应用人才的重要性,充分进行内部人员的选拔、培养和提升,使熟悉后勤管理工作、具备专业优势、兼具社会化优势的复合应用人才成为医院后勤管理工作的中坚力量,能够灵活应对各种复杂事物,有效调动专业人士和非专业人士的共同参与,切实制定好的方案,形成好的分工,有效解决医院后勤管理工作所面临的棘手问题。

在优化医院后勤管理部门人力资源结构的工作过程中,选拔复合应用人才是当前工作的重中之重,也是保障医院后勤管理工作高质量发展的必由路径,因此,需要引起各方的高度重视。及时发现优秀人才,及时选拔优秀人才,及时任用优秀人才,让医院后勤保障工作在优秀人才的有效推动下,进入高质发展、高效发展的新阶段。

3. 积极培养引进创新人才

在医院后勤管理部门发展过程中,创新人才始终是不可或缺的优秀人才,特别是面临高质量发展挑战,智慧化发展挑战以及开放化发展挑战的关键时期,更是需要优秀人才的加盟,才能切实解决各类突发问题、新问题和新挑战,让医院后勤管理部门能够适应新的环境,抓住新的机会,持续为医院的发展提供有力支持。

在优化医院后勤管理部门人力资源结构的过程中,要高度重视创新人才的培养和引进,要能够形成适合创新人才成长和发展的优质生态。一方面,医院后勤管理部门要建立创新人才培养机制,将优秀的青年人才、储备人才、专业人才作为培养对象,鼓励其针对医院后勤管理工作中遇到的新问题和新挑战,进行专项研究、专项探索和专项创新,在实践过程中逐步蜕变为有助于部门工作高质量发展的创新人才,切实促成医院后勤管理工作的创新发展。另一方面,在医院后勤管理部门积极引入"新技术、新设备、新理念"的过程中,也要配套引入优秀的创新人才,将熟悉新技术、新设备、新理念的优秀人才,引入到当前的后勤管理工作中,并予以充足的信任和相应的权限,确保创新人才能够大展所长,加快医院后勤管理部门的创新升级。在这一人才培养和人才引进的过程中,将形成相互促进、相互激励的良性循环,确保医院后勤管理部门能够持续获得创新人才的支持,不断推动自身工作的创新发展。

优化人力资源结构,并不只是要进行人力资源的简单调整,而是要站在高质量发展的高度上,认清部门定位,发现部门工作的特征,进而以此为切入点,主动进行人力资源结构的调整和优化。医院后勤管理部门作为医院系统中具有支持性和保障性优势的关键模块,必须要根据自身工作的显著特征,持续引进专业人才,重点选拔复合应用人才,灵活培养引进创新人才,切实满足医院后勤管理工作高质量发展和创新性发展的实际需求,持续为医院事业的高质量发展和可持续发展提供有力的支持。

二、医院后勤管理团队建设与人力资源管理

医院后勤管理团队是医院运营中至关重要的一环,它的高效运作对于提供优质的医疗服务至关重要。随着医疗服务的不断发展和医院竞争的加剧,医院后勤管理团队的作用变得越发重要。后勤管理团队负责医院内部的设施管理、物资采购、设备维护、安全保障等关键工作,直接影响着医院的正常运转和医疗服务质量。然而,许多医院后勤管理团队在实践中面临着一系列挑战,如领导力不足、团队合作不够高效、人员素质不匹配等。这些问题导致后勤管理团队在工作中出现各种障碍和困难,影响了医院整体的运营效能和服务质量。

在现代医疗环境中,医院后勤管理团队的重要性越来越被重视。一个高效的后勤管理团队能够确保医院各项支持服务的顺畅运行,为医务人员提供良好的工作环境和资源支持,从而提高医疗服务的质量和效率。因此,研究医院后勤管理团队的建设和人力资源管理策略,以提升团队的绩效和效能,具有重要的现实意义和实践价值。

(一)医院后勤管理团队建设的关键要素

1. 定义与特点

医院后勤管理团队是医院运营中不可或缺的组成部分,负责管理和协调医院后勤事务,确保医院设施、物资、设备和安全等方面的顺利运作。其特点包括多岗位、多任务、紧密协作和高度依赖其他部门的特性。后勤管理团队需要具备跨部门协作能力,应对复杂多变的工作环境,以满足医院内部各项需求。

2. 领导力与团队合作

领导力是医院后勤管理团队建设的核心要素。一位优秀的团队领导者能够激发团队成员的工作动力和创造力,协调团队内部的合作与协作。领导者应具备良好的沟通和协调能力,能够明确传达团队目标和任务,并激发团队成员的自我激励和合作精神。同时,团队成员之间的协作和团队合作精神也是医院后勤管理团队建设的重要因素。通过建立积极的合作氛围,促进信息共享、相互支持和有效的沟通,团队成员可以更好地协同工作,提高工作效率和绩效。

3. 人员招聘与选拔

人员招聘与选拔是确保医院后勤管理团队优质人才的重要环节。医院需要明确制定人员需求和岗位要求,以明确所需人员的背景、技能和经验。在招聘过程中,应采用科学、公正的方法,例如面试、测试和背景调查等,以确保选出的候选人具备与岗位要求相匹配的能力和素质。同时,招聘过程中应充分考虑团队的多样性和协作能力,以构建一个相互补充、互相支持的团队。

4. 培训与发展

培训与发展是医院后勤管理团队建设中至关重要的一环。通过持续的培训和发展

计划,团队成员可以不断提升自身的专业知识和技能,适应新的工作要求和发展趋势。培训可以包括内部培训、外部培训和跨部门培训等形式,以满足团队成员不同的学习需求。此外,团队成员的职业发展规划也是培训与发展的重要方面,医院可以为其提供晋升机会、培养计划和导师制度等,以激励和支持他们的个人成长。

5. 绩效评估与激励机制

绩效评估与激励机制是医院后勤管理团队建设中的关键要素。建立科学的绩效评估体系,可以客观地衡量团队成员的工作表现和绩效水平。评估可以基于团队目标的完成情况、工作质量和效率等指标进行,以提供有针对性的反馈和改进措施。此外,医院应设计合理的激励机制,例如奖励制度、晋升机会和福利待遇等,以激发团队成员的积极性和工作动力,提高团队整体的绩效水平。

(二)人力资源管理策略在医院后勤管理团队建设中的应用

1. 人力资源规划与配置

人力资源规划与配置是医院后勤管理团队建设中的关键策略之一。通过有效的人力资源规划,医院可以确定后勤管理团队所需的人员数量、专业背景和技能要求等,以满足团队工作的需要。此外,医院还应考虑到人员配置的合理性,确保团队成员的分工明确、职责清晰,使各项工作能够高效地协同进行。

2. 岗位设计与流程优化

在医院后勤管理团队建设中,合理的岗位设计和流程优化对于团队的高效运作至关重要。通过对岗位职责和工作流程的明确和优化,可以提高团队成员的工作效率和工作质量。岗位设计应结合团队成员的技能和经验,使其能够充分发挥其专业能力,并确保工作流程的顺畅和协调。

3. 员工参与及沟通

员工参与和沟通是医院后勤管理团队建设中的重要策略。团队成员应被鼓励参与决策过程和工作计划,使其感受到工作的重要性和责任感。此外,有效的沟通渠道和沟通方式对于团队协作和信息共享至关重要。医院可以通过定期会议、团队讨论和反馈机制等方式,促进团队成员之间的沟通和协作,确保信息的畅通和共享。

4. 绩效管理与反馈

绩效管理与反馈在医院后勤管理团队建设中起着重要的作用。通过建立科学的绩效评估体系,医院可以对团队成员的工作表现进行客观评估和反馈。医院应设定明确的绩效目标和标准,并定期进行绩效评估,以便及时发现问题和改进不足之处。同时,医院应提供有针对性的反馈和培训,帮助团队成员不断提升自身的工作能力和绩效水平。

（三）提升医院后勤管理团队绩效的建议与措施

1. 加强领导力的培养与提升

领导力在医院后勤管理团队建设中起着至关重要的作用。为了加强领导力的培养与提升，医院可以采取一系列措施。首先，建立有效的领导发展计划。通过明确团队领导者的职责和要求，提供相应的培训和发展机会，医院可以帮助他们提升领导能力和管理技能。其次，培养领导者的沟通和协调能力。医院可以组织相关的培训和工作坊，帮助团队领导者提高沟通和协调能力，以更好地与团队成员合作，并与其他部门进行有效的协调。此外，激励和赋权团队领导者也是关键。通过提供晋升机会、项目领导机会和额外的责任，医院可以激励团队领导者不断发展和提升自己的能力。此外，建立开放的沟通渠道，鼓励领导者与团队成员之间积极互动和合作，增强领导者的影响力和团队凝聚力。

2. 定期进行团队培训与发展

定期进行团队培训与发展是提升医院后勤管理团队绩效的关键步骤之一。通过针对团队成员的定制培训课程，医院可以提高团队成员的工作能力和专业素质。这些培训课程可以涵盖技术培训、领导力发展、沟通与协作技巧等方面的内容。同时，跨部门培训与交流也是重要的组成部分。通过与其他部门的人员进行互动和学习，医院可以促进团队成员之间的跨部门协作和知识共享。此外，培养自主学习和知识分享的氛围也是非常重要的。医院可以鼓励团队成员进行自主学习，通过建立内部知识库、组织内部讲座和研讨会以及鼓励团队成员参与行业会议和培训课程等方式，促进团队成员的学习和发展。通过定期进行团队培训与发展，医院可以提高后勤管理团队的绩效，增强团队的专业能力和合作水平。

3. 设立合理的绩效评估体系

设立合理的绩效评估体系对于医院后勤管理团队的提升至关重要。首先，医院应与团队成员共同制定明确的绩效目标和指标，以确保其与团队和医院的整体目标相一致。这些目标和指标应具有可量化和可衡量性，便于绩效评估和反馈。其次，医院应定期进行绩效评估，包括个人评估和团队评估。评估过程应公正、透明，并涵盖团队成员的工作质量、工作效率、创新能力和团队协作等方面。最后，医院应提供有针对性的反馈和培训。通过明确问题和提供相应的培训计划，医院可以帮助团队成员改进不足之处，提升工作能力和绩效水平。设立合理的绩效评估体系可以为医院后勤管理团队提供有效的管理和指导，推动团队成员不断进步和提升。

4. 建立激励机制与员工奖励制度

建立激励机制与员工奖励制度是激发医院后勤管理团队积极性和提高绩效的重要手段。医院可以设立奖励制度，如绩效奖金、员工表彰、晋升机会等。这些奖励应与绩效评估结果和团队目标的实现相一致,公平公正,以激励团队成员的积极性和工作动力。此外,医院应提供良好的工作环境与福利待遇,包括合理的工作时间、工作条件、健康保险和员工福利等。这将有助于增加团队成员的工作满意度和忠诚度,提高团队绩效。另外,鼓励员工参与决策和问题解决过程也是重要的。通过员工的参与和意见反馈,医院可以增加员工对工作的投入和认同感,进而提升团队的绩效。

5. 强化团队的问题解决能力

建立问题解决流程,为团队成员提供一个结构化的方法来解决问题。流程可以包括问题定义、分析、解决方案制定和执行的步骤,以确保问题能够得到及时解决和改进。鼓励团队成员培养创新思维和解决问题的能力。这可以通过组织创新培训、启动创新项目和鼓励团队成员提出改进方案等方式来实现。团队成员应被鼓励尝试新方法、勇于创新,并共享成功的案例和经验。

医院后勤管理团队建设与人力资源管理是医疗机构管理领域的重要研究方向。在医院后勤管理团队建设方面,领导力、团队合作、人员招聘与选拔、培训与发展以及绩效评估与激励机制等因素被认为对团队绩效产生重要影响。人力资源管理策略在医院后勤管理团队建设中的应用具有重要意义。通过人力资源规划与配置、岗位设计与流程优化、员工参与及沟通、薪酬与福利管理以及绩效管理与反馈等策略的运用,医院能够更好地管理团队成员的工作状态和激励机制,提高工作效率和团队凝聚力。为进一步提升医院后勤管理团队绩效,需要加强领导力的培养与提升、定期进行团队培训与发展、设立合理的绩效评估体系以及建立激励机制与员工奖励制度。加强领导力能够激发团队成员的潜力,提高团队合作和协调能力。定期进行团队培训与发展有助于提升团队成员的工作能力和专业素养。设立合理的绩效评估体系可以为团队成员提供明确的工作目标和指标,实现绩效管理的科学化和公正性。建立激励机制与员工奖励制度可以激发团队成员的积极性和工作动力。

未来首先可以进一步探索领导力建设对医院后勤管理团队绩效的具体影响机制和路径。其次,可以研究不同类型医院后勤管理团队的特点和需求,以制定更具针对性的人力资源管理策略。此外,可以探索数字化技术在医院后勤管理团队建设和人力资源管理中的应用,以提高工作效率和质量。综上所述,医院后勤管理团队建设与人力资源管理对于医疗机构的持续发展和提供优质医疗服务至关重要。通过深入研究关键要素、应用策略和提升措施,更好地推动医院后勤管理团队的绩效提升和工作效率改进。

第四篇 | 多院区后勤服务管理

随着大型综合性医院规模逐渐扩大，多院区建设已成为一种发展趋势。多院区建设极大地丰富了医疗资源，但也带来了后勤管理方面的难题。规范多院区后勤管理模式，提高管理效率和水平是医院后勤管理的重要任务。如何协调多院区之间的设施建设、设备采购、物资配送、环境清洁等，是医院后勤管理中的一大难点。

第一章　后勤保障系统集成化管理

一、集成化管理概述

现阶段，我国公立医院的发展速度正在不断加快，其内部职能与管理模式都在逐渐发生改变，但就目前情况来看，部分公立医院的后勤工作开展未能囊括全局，且仍在沿用传统的系统，在此条件下难以构建出规范化的管理模式，如不对此进行优化与改进，将会严重影响到后续发展。为加强后勤保障的工作效率，应从集成化入手，结合实际建立契合的模式，将繁杂的工作精细化，适应医疗水平的发展速度，避免后续各项建设工作出现脱节的情况。在工作开展中，要切实发挥后勤保障系统集成化管理的"润滑剂"作用，并不断强化内部沟通、协调安排等工作，结合管理的工作要点与实际问题进行优化和调整，着手增强大局服务意识，提高后勤保障系统管理水平，切实提升当前的核心竞争力。

（一）意义

公立医院在我国医疗卫生事业发展中占据主要地位，主要功能在于为人民群众提供疾病诊治、疾病预防等方面的服务，其发展水平直接关系到"看病贵、看病难"的问题。为了能够加快建设进程，国家及地方政府皆出台了相关的政策制度，通过执行综合改革工作有效提升医疗服务的质量。加强后勤保障是解决百姓就医问题的重要举措，而公立医院后勤保障系统作为医院的重要组成部分，贯穿于医院运行中的每一个环节，为医院的医疗、教学、科研提供支撑与保障。配合集成化管理则能够在满足医院基本要求的前提下进行优化，通过对组织维度中不同管理单元进行全过程控制，切实保障运行中的各项工作能够开展（图 4-1）。

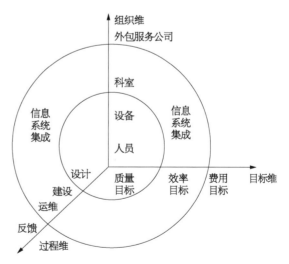

图 4-1　公立医院后勤保障系统集成化
管理模式概念模型

（二）定义

公立医院后勤保障系统可以从广义和狭义两个方面定义。就广义而言，包含了除诊疗外的一切工作，可以按照医院业务优先级从上至下呈现金字塔式排序（图 4-2）。可见，

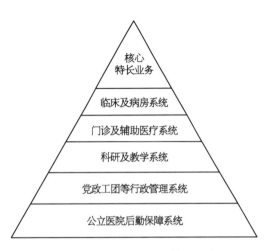

图 4-2 公立医院业务等级排序

后勤保障系统是一切工作开展的基础,能够为其他工作执行提供一定的支持与服务,如发生问题将会使整个流程受到影响。就狭义而言,公立医院后勤保障系统包括基础建设与维修工作等,建立管理模式适应后续的医疗改革。在执行中要细化了解工作特点,其中服务性即为各科室职工以及患者提供相应的服务;连续性则是确保系统中各岗位人员、能源供应、设备设施连续为患者提供 7×24 小时不间断服务;公益性则是体现公立医院公益性的基本特点,即不以盈利为基本目标。

（三）集成化管理

集成化管理是一种创新型模式,开展中预先确定各组成部分与核心目标,对各类要素进行整合,围绕着工作的基本特征开展,体现各元素之间的功能互补性与相容性,通过相互作用与影响变为一个新的整体,以此使管理工作能够切实发挥出实际效益。同时,集成化管理可以让主体行为与不同元素或功能融合,通过优化充分发挥各要素的主要优势,对系统内的各集合元素与元素活动过程进行优化整合,从而有针对性地按照一定原则或规律进行细化。在此过程中,需要以需求为基础,最终构建出符合后续发展的模式,以体系框架进行约束,加强内在联系,实现功能倍增及功能叠加拓展。集成的基本目标是将后勤中繁杂的工作变得容易执行,突出自身承上启下的作用,通过规划管理实现整体功能的优化。

二、管理的基本内容

（一）内涵

集成化管理具备互补性与相容性特征,通过进行动态分析与控制能够缩小影响范围,任何一项集成元素发生变化时都可以进行调整,以此通过集成能够对组织、管理过程及目标进行优化,实现整体的完善。公立医院后勤保障系统集成化管理模式会对关联的元素产生影响,在两个管理元素产生冲突或矛盾时可以结合信息数据来进行权衡,避免产生偏差问题。在后勤保障系统集成化管理中,还需要合理运用各种现代化理论来进行优化,强调过程和职能的协调,根据公立医院后勤保障系统特点开展工作,确保集成化管理的顺利实施。

（二）特征

集成化即用适合的管理方法来进行统一,在实施中需要对功能与过程进行梳理,以此来扩大执行过程的覆盖范围,适应管理范围内各种管理元素的特点,在受到外部作用因素与内部作用下也可以有效进行合理的应对,配合组织架构调整规避偏差问题。同时,后勤保障系统集成化管理还可以在各部门之间建立沟通与协作平台,使每个系统能够相对独立并相互影响,对工作流程或资金使用政策进行优化,以此实现工作职能、工作流程等元素集成化管理。通过动态调整进行评估,系统可以根据当前情况来进行针对性分析工作,并根据所得到的结果选择适合于该模式的管理手段,通过良好的配合顺利达成预期目标,保障后勤集成化管理的有效实施与高效运行。

（三）应用

公立医院后勤保障系统所涉及的内容较多,在构建与实施中要对安全、质量、成本进行全面管控。基于现有管理制度与流程来进行重新构建,实现基本目标动态稳定平衡,并综合考虑、统筹兼顾协调各方面资源,确保管理制度、管理流程及管理方法的集成化,确保后续工作开展能够按照预期进行。在系统集成化管理过程中,需要从质量、效率与费用3个方面去考虑工作如何实施。充分发挥集成化管理功能倍增的原理,通过对不同集成元素与集成空间的梳理或整合,使理念和制度随之不断创新,最终构建出规范化的管理模式,避免影响后续的发展建设。通过对医院现有后勤保障系统的整合与优化,保障后续能够安全高效运行。

三、管理模式分析

（一）意义

随着医院规模的逐步扩大、医疗水平的不断提高,对后勤保障系统的要求也随之提高。集成化管理手段作为一种先进理念,以各类现代化技术为依托,根据功能对现有组织结构进行划分,以现有工作内容为基础进行模块化、标准化的管理,使组织结构更加扁平化,逐步向着精细化方向过渡。通过工作内容明确划分,使工作开展更加流畅。引入集成化管理理念,要关注其在医疗领域多方面的应用。例如,可通过对成本管理、服务效果、服务质量进行约束与控制,完成重点环节的审核工作。执行中要将安全运行放在管理目标的首位,对后勤保障系统组织结构与人员配备进行合理的规划,配合日常管理来强化规模、职能、组织架构等相关方面,以此发挥集成化管理模式的作用,满足公立医院未来发展需求。

（二）原则

结合运行需求。在运行过程中对各个环节进行优化调整,分析与研究医院对于后勤保障系统的基本需求。此过程要积极建立良好的沟通机制,使其能够成为重要支撑体系框架,在优化中要改变自己的管理理念,最大限度满足医疗发展的需要。公立医院后勤保障系统集成化管理应提高对各科室职工与患者的服务意识,了解所有部门对于后勤保障系统的根本需求,逐步形成符合医院发展的模式。

实现功能倍增。公立医院集成单元在形成系统的过程中,通过相互作用、聚合重组,能够实现功能倍增,反映局部规则导致系统宏观变化的规律,从而获得整体大于部分之和的效果。功能重组充分利用现代化信息系统管理平台,系统独立运行但数据之间没有形成共享,以此进行有效分析与判断,使后勤保障管理集成系统整体功能得到明显提升。

系统实用先进。集成化管理设计的初衷是从标准化向精细化过渡,将可靠性放在首位,并结合实际制定实用性高的标准化管理体系,以此作为医院正常运行的重要保障,通过整合实现集成化管理。同时,公立医院后勤保障系统要合理应用新的服务模式与理念,不论采用何种管理体系,都需要根据当前的实际情况来进行持续优化,避免因此而降低医院运行后勤保障系统的可靠性。

(三)管理模式的构建

1. 目标集成

目标集成的控制重点,是将管理目标控制在标准范围内,执行中需要进行动态化的控制与管理,根据特点制定切实可行的工作流程与考核办法,确保制定的各项目标处于最优的平衡状态。在公立医院后勤保障系统管理目标体系中,要根据系统的特点细化内部与外部质量目标,充分考虑服务对象的预期要求,降低运行成本、提高工作效率。后勤保障系统在运行过程中,除了要重视质量及费用的目标要求外,还应根据工作内容对每项工作的完成效率进行约定,利用集成化管理的理念将公立医院后勤保障系统中主要目标进行融合,以此确保所涉及的目标能够顺利达成,从而提高整个后勤保障系统集成化后的运行效果。

2. 过程集成

在公立医院后勤保障系统构建过程中,管理过程集成十分重要。后勤保障系统管理要着重关注日常运行阶段,在提供一项新的服务时应考虑目标维度,对其服务的质量进行标准化要求,组织架构中要调整各类成员,从而为医院提供优质服务。同时,过程集成需要注重服务反馈,要对每个科室的管理内容、工作职能以及工作流程进行管理,将反馈意见进行整合,再次回到日常运行阶段并对其进行调整,配合设置合理的奖惩制度,切实调动员工的积极性。

3. 组织集成

公立医院后勤保障系统管理单元复杂,其中包括职能科室、医护人员、就诊患者、外包单位等。要充分收集服务对象关于质量目标、时间目标、费用目标的反馈意见,按照组织形式把集成要素分为独立要素,以组织形式为依托调整应用模式,分割管理单元后确定基本权责,避免在运行中出现不合理的情况。组织集成中可以将两个不同类型的管理要素构成一个管理单元,对不同集成组织进行管理,使工作内容能够随之简化,为后续其他工作开展提供帮助。

4. 信息集成

信息是公立医院各项工作开展的基础,在后勤保障系统中要将信息收集作为辅助手段,将数据的整理、分析与分享融合为一个整体,根据信息系统服务的对象不同来设定方案。信息集成中,由于系统的服务对象不同,使用方法也存在一定的差异。如果这些信息管理系统不进行集成管理,则无法发挥这些信息系统的作用。为此,要在工作开展中有效区分数据来源,将这些信息系统进行有效的整合,针对不同使用者开放不同权限,提高资产管理人员的工作效率。

5. 应用集成

公立医院后勤保障系统集成化管理模式构建,要从确定集成化管理目标开始。目标确定后,进行工作流程、管理内容、组织结构等方面的分析,将集成元素进行关联,确定集成化管理整体目标及各子系统功能,进行组织结构、管理流程等方面的调整,全面形成新的集成化管理模式,极大地提高资产管理的质量。同时,要根据各维度中集成化管理的目标,对制度、流程等问题进行考虑,以此确定管理内容范围。不断对目标的实现程度进行分析与评价。结合当前情况制定有效的解决策略,将管理内容放到集成化管理模型的 3 个维度中去,从而发现管理的核心内容,保障运作及实施效果。

(四)集成管理模式的规范

规范管理属于一种标准理念,要求在执行中根据需求对涉及的每一个环节进行分解、细化,确保各个环节能够得到全面细致的落实。当前公立医院对后勤相关工作的标准正逐年提高,需要通过保障系统集成规范化管理实现工作全局监控,让后勤部门能够与其他部门配合协作,在沟通中让各项工作开展更加全面,从而使执行效果逐步得到提高。公立医院后勤工作以为各职能活动正常进行提供服务为主要目的,在实际工作开展中要对总务工作进行整合,其中包括办公管理、设备维护、环境美化、管理维护、物质保障、精神保障等方面。定期组织开展活动,并对"后方"内容进行细致规划,在规范化管理下,能够通过科学流程和服务有效节约不必要的资源,为公立医院的发展与创新提供源源不断的活力,保障公立医院基础工作的正常运转。

(五)集成管理模式的服务

公立医院后勤工作的初心是为患者与职工提供服务,须经过科学组织实施,处理好人与人以及人与物之间的关系。由于工作开展具有超前性特点,需要结合规划方案预先进行准备,为一切日常活动的开展提供基础保障,确保其能够在后续的发展中突出自身作用。在集成管理模式服务中,要对以往发生的问题进行讨论分析,利用集成化管理理念优化服务制度流程,此过程要注重内部流程与外部流程的融合,找寻各类问题发生的风险因素,通过多维度的集成化统一管理来解决。例如,针对医疗垃圾清运不及时的后勤保障问题,分析后发现主要原因在于垃圾收集时间固定,容易造成积压。为此,针对医疗任务较重、医疗垃圾产生较多的科室进行个性化服务,增加固定收集的频次,如发现某科室在短时间内出现大量垃圾,则可立即进行处理,提高服务保障的能力。

四、集成化管理的要求

(一)认识工作特性

医院后勤保障系统集成化管理将直接影响医院运营,为此相关工作人员首先应该正确认识工作的特性,理清执行中服务与管理之间的关系。此过程中必须要服从整体要求,将自身的工作放到一个正确的态度之上。后勤工作囊括了公立医院运营的全过程,如办公管理、卫生管理、车辆管理、资源管理等,在执行中必须要切实保障系统的正常运行,避免出现偏差。

(二)安排工作流程

医院的后勤保障系统集成化管理工作包括一般诊疗管理和后勤服务事务两大类,相比其他社会单位来说涉及的相关工作任务更加繁重。公立医院所有的后勤工作必须要科学有序,在工作执行中做好基础保障,避免因此而导致其他方面受到影响。公立医院对应的职能部门多,后勤工作开展直接关乎未来的健康发展,为此要合理安排工作流程,正确区分"轻重缓急",以此降低后勤管理工作的开展难度,避免因流程规划不当而引发偏差。

(三)高效执行任务

医院后勤保障系统集成化管理所涉及的工作内容较多,通过持续学习使自身有较强的综合技能与综合素质,必须时刻保持创新发展的内心,按照单位的要求保质保量完成工作。相关人员在工作开展中必须要做到严于律己,且要持续提升自身的综合水平,包括知识能力、管理能力、服务能力、规划能力等,并在此基础上不断增强自身的团结创新意识,进一步夯实自身工作基础,从而为公立医院营造出积极向上的氛围。

五、集成化管理的现状

(一)管理方面

近年来各地区公立医院根据中央和各地方政府有关要求,积极落实并全面推进公立医院后勤管理改革政策,但后勤保障系统管理总体仍处于发展不均衡的阶段,管理水平难以满足要求。公立医院后勤保障系统管理水平与所在地区经济水平有着直接关系,投入不足则管理水平必然会随之降低。根据医院资质评定指标,后勤保障系统管理体系在制度建设与人员构成方面存在偏差。一些小型公立医院后勤管理工作的资金投入十分有限,且后勤管理人员不够专业,导致工作中难以发挥出自身的作用。

（二）建设方面

国务院办公厅发布《关于城市公立医院综合改革试点的指导意见》,要推进公立医院后勤服务社会化,但调查发现后勤服务工作仍不健全。现阶段,部分医院后勤工作选择整体外包托管,保障系统内所有服务全部由外包公司提供,也有部分公立医院根据自身特点选择专业性较强的内容进行部分外包。但由于公立医院的服务流程较烦琐,外包后存在不按照基本要求开展工作的情况,这将直接影响服务质量,各服务科室无法享受服务内容,科室有交叉配合的工作流程难以优化。为此,后续必须要对建设方面加大关注,规避此类问题的出现。

（三）人才方面

公立医院后勤保障系统中的人员管理模式可能无法满足现代医院发展需要,在医疗综合改革的新环境下,必须加强后勤相关人才的培养与引进。但从目前情况看,医院对于后勤保障系统人才培养问题重视程度不足,缺少引进与培养管理型人才与专业技术人才,且由于岗位吸引力较低,高学历人才引进较为困难。同时,后勤保障系统缺少复合型人才,难以了解各部门的真正需求,也无法合理转化成后勤部门的工作内容。另外,缺少继续教育及职业规划,很难有机会获得医院支持的外出培训或者参加管理论坛等活动。

（四）制度方面

制度在社会科学的角度上被定义为规则或运作模式,但现阶段医院后勤保障系统管理中制度并未发挥其应有的作用。有些制度甚至仍然沿用传统模式,导致在实际执行中难以真正落实。以绩效管理方面为例,工资与福利制度仍是简单按照其岗位级别高低分配,导致员工出现了懈怠的心理,靠着"工龄"逐步完成晋升,在此条件下导致工作效率降低,且工作质量无法保障。同时,由于后勤保障系统制度存在偏差,职工仍是根据工作经验或一事一议的形式执行,加之职责未落实到人,出现问题容易出现互相推诿责任的情况。

（五）运行方面

公立医院后勤保障系统作为医院正常运行的服务型系统,在公立医院后勤保障系统运行管理中忽视成本的重要性,认为此项工作应由财务部门负责,但由于所涉及的内容较广,如后勤部门未能有效参与则可能会导致管理工作开展失去作用。同时,运行存在问题可能会引发违规等情况,如果公立医院后勤保障系统管理缺少运行控制,各重要设施或重要部位缺乏单独计量装置,成本管理工作与节能技术缺失,就会导致医院运行成本过高,且由于部分公立医院后勤保障系统中人力资源配置不合理,导致人员运行的成本过高。

六、集成化管理措施

（一）做好总体布局

为适应公立医院后勤保障系统集成化管理制度改革的需要，应履行相关政策和法规，规范后勤服务管理模式，推进公立医院工作的进一步深化。公立医院后勤保障系统集成化管理工作规范化是一项系统工程，需要在执行中不断加强与各主管部门之间的沟通与合作。在深入分析研究的基础上，有关部门要丰富和改进公立医院后勤工作标准化发展的内容，并提出一个全面的计划，摸清公立医院发展现状，通过设定标准体系框架来推进实施机制，为系统标准化规划蓝图。

（二）优化服务流程

公立医院后勤保障系统集成化管理应深入分析公立医院改革趋势，结合后出台的相应管理规范及标准开展分析工作，确定对公立医院发展战略规划有影响的风险与因素，实施服务流程规范，有针对性地建立流程。编制时要收集整理法律法规、地方规章、行业标准等信息。科学进行公立医院后勤保障系统组织架构设计，利用集成化管理使各部门之间的职能划分清晰准确，每项工作流程按照科室的工作职能来确定，贯彻到工作流程的制定中，将传统管理模式中的分散式管理进行集成化整合，从而通过标准化流程弥补劣势、规避风险。

（三）规范管理制度

公立医院后勤保障系统集成化管理应首先保障工作质量与工作效率。不同于普通管理模式下的各项制度独立运行，要统筹考虑科室间协同配合的问题，结合实际设定管理办法与管理条例。根据各科室的情况调整工作细则，定期对制度进行梳理更新。如北京市医院管理局针对公立医院后勤保障系统中各重要子系统进行编制，规范了设计阶段、运行阶段、评估阶段，根据本部门的工作职能结合行业监管部门管理要求，对其范围、目标、流程进行要求，通过集成化全过程桌面推演，有效避免各制度之间存在冲突。

（四）明确岗位责任分工

公立医院后勤保障系统集成化管理必须坚持以人为本的原则。在开展中，为了能够让员工在自己合适的位置发挥自己的职能，需要预先明确岗位责任分工，通过规范化管理将工作内容进行细分，让每个人员都有相应的责任，坚决杜绝出现相互推诿的现象。同时，岗位责任分工需要与所需岗位进行匹配，从用人角度确保实现规范化管理，将后勤工作具体到每位工作人员身上，坚决杜绝后续出现有岗无责、职责不清的现象，让广大后勤工作者认识到正确的工作方向。

（五）降低运行成本

公立医院后勤保障系统的组成十分复杂，在集成化管理模式的构建中，应从资源配置、资源使用等方面入手，确保集成化管理目标维度的实现。例如预算管理在过程维度中,需要注重事前控制、事中控制、事后控制3个阶段:事前主要确定预算的合理性;事中则通过组织协调在预算范围内实现目标;事后则分析各类问题发生的原因并纠正。对于原因的分析和纠正,整体上根据其功能进行统一规划,在空间利用与资源使用上下功夫,通过全面调整减少无用内容。

(六)加强人员管理

针对公立医院后勤保障系统中人员管理所存在的问题,应该积极开展具有时效性的岗位培训工作,全面增强工作人员的专业化水平,拓展自身的专业知识范围。同时,为了提高医院后勤保障部门岗位在招聘市场的竞争力,要做好岗位编制与绩效分配,以此来吸引高水平人才,随后根据人员的不同特点来进行队伍组合建设。上海一院以人才梯队五级双通道进行拓展(图4-3),优化现有人力资源配置的选拔机制,提高职工的工作积极性。

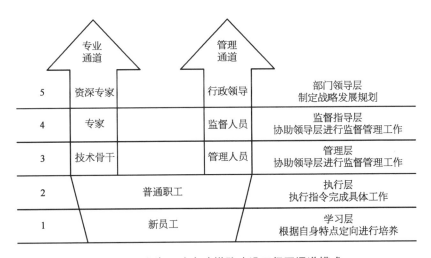

图4-3 上海一院人才梯队建设五级双通道模式

(七)内部资源配置

公立医院领导部门应该正确认识后勤部门的重要性,以规范化管理为基础,积极做好细节上的规定。不能将后勤工作与运行分离,要求相关人员在工作中积极与其他部门交流,以此对工作环节进行调整。在此基础上,还需要针对工资资源进行配置,理顺后勤与管理内部的关系,不断拓展公立医院后勤保障系统规划。通过内部资源整合配置,避免工作开展中出现偏差问题,促进后勤部门管理工作的不断发展与进步。

(八)科室结构调整

为落实管理职能集成化,要落实科室结构调整工作,基于集成化管理的理念成立一站式后勤服务中心,提升后勤保障系统的安全等级。科室结构调整中要重视后勤服务的管理职能与管理方法的集成。

（九）风险事件评估

风险事件评估是避免安全问题的基础，在工作开展中要进行全面整合，根据评估结果制定相应的管控措施，避免各类型事件的发生。风险等级计算要制定《医院后勤系统评估方案》，实施集成化管理模式，对重点问题进行重点讨论，组成重点部位应急保障小组，针对不同风险事件进行逐项分析及桌面推演，从而避免各项应急预案在执行过程中存在冲突。

公立医院后勤管理工作要通过规范化管理实现部门统一，对每个岗位、每一项业务、每一件事进行规范要求，结合当前实际情况做好工作调整。相关人员必须要有全局意识，不断提高自身业务能力，将常规管理模式进行优化与整合，提高工作质量、工作效率，有效解决公立医院后勤保障系统在工作中存在的问题，通过集成化管理模式顺利达成高质量的管理目标。

第二章　多院区后勤管理模式

随着大型综合性医院的规模逐渐扩大,多院区建设已成为医院发展的趋势。多院区的建设极大地丰富了医疗资源,但也带来了后勤管理难题。如何协调多院区之间的设施建设、设备采购、物资配送、环境清洁等各方面的后勤管理工作,成了医院后勤管理中的一大难点。

一、意义与难点

(一)意义

多院区后勤管理指的是一个医院管理多个院区的后勤服务,它是在多院区制度下,由医院负责对每个院区的后勤服务进行统筹管理和协调的一种模式,旨在提高医院的资源利用效率。随着医疗市场的发展,许多医疗机构开始分级建设或多院区建设,这就需要将各个院区的后勤管理进行整合,以提高效率和降低成本。多院区后勤管理模式的核心是以整合、协调、统筹为主要特点,以降低管理成本、提高效率为主要目标,力求使医院的后勤服务更加优质、高效。它对维护医院安全、提高医疗质量、节约管理成本、促进医院发展具有重要意义。多院区后勤管理的不规范将给医院的日常运营带来严重的影响,可能引发安全事故、影响医疗服务水平、增加管理成本、浪费社会资源等。因此,规范多院区后勤管理模式,提高管理效率和管理水平,是医院后勤管理中的重要任务。

(二)难点

在多院区的管理模式下,每个院区都有着不同的需求和管理模式,管理难度和复杂度都比单院区管理模式要大得多。困难之一是区域间的物资配送和统一采购的问题。多院区后勤管理中,不同院区之间物资的采购和配送通常由各自独立运作,缺乏集中统一的管理,这就会导致物资采购不盈利、库存过多等问题,浪费了大量社会资源。此外,多院区管理模式下,设施建设和环境卫生等工作也存在协调不力、管理混乱、服务质量不稳定等问题,给医院管理带来了很大的困难。

二、优化措施

(一)集中物资采购及配送

随着医院规模的扩大和多院区的建设,医院后勤管理面临着更加复杂的挑战。区域合作可以帮助医院减少重复采购和储备等工作,提高物资利用率和管理效率。同时,集中的物资采购和配送机制可以实现物资资源的共享和优化配置,提高采购效益和物流效率,在保障医院各个院区的物资供需平衡的同时,还能够降低物流成本。

医院多院区后勤管理的优化,是一项综合性工作,其中物资采购和配送机制是不可或缺的一部分。首先,针对物资采购的管理,建议医院将全院的物资采购集中到一个采购中心来操作,建立一个集中的物资采购体系。这样可以避免多处分散的采购流程,降低采购成本,提高采购效率,同时确保所采购的物品的质量和标准。采购中心应根据医院实际情况,制定科学的物资采购计划,建立合理的和标准化的采购流程,物资采购须与供应商进行沟通和谈判,以保障所采购物品的价格合理、质量稳定、供应有保障。其次,针对物资配送的管理,应根据医院的院区分布情况,建立科学、规范、高效的配送机制。对于一些常用的物品,例如药品、医疗耗材等,建议采用供应商的配送服务,选择合适的供应商进行物资供应和配送,确保物品的质量、数量和供应时间的稳定性。同时,可以使用现代化的物流管理技术,例如射频识别技术(RFID)、GPS 等技术,对物资的配送进行实时跟踪和监控,保障物品的安全性和准确性。最后,在建立集中的物资采购和配送机制的过程中,需要考虑医院的实际情况。不同医院之间的情况不同,例如院区分布、科室设置等,需要结合具体情况制定适合的物资采购和配送机制。同时,还需要考虑医院的管理制度,规范物资采购和配送流程,建立完善的信息化管理平台,保障物资采购和配送的信息化、数据化,提高后勤管理的效率和质量。

总之,医院多院区后勤管理的优化中,建立集中的物资采购和配送机制,需要从当前采购和配送流程的瓶颈和问题入手,优化流程,制定科学的采购和配送机制,建立信息化管理平台,以提高后勤管理的效率和质量。

(二)提高管理水平

大型医院通常分为多个院区,每个院区都有其特有的后勤管理需求和处理方式。引进信息化技术可以将多个院区的信息汇集到一个平台上,从而实现信息共享,方便信息的查询和管理协调,同时也有利于设施建设以及环境卫生管理。

传统医院后勤管理主要依赖人力和纸质文件,管理效率低下且易出错。而现代化的医院后勤管理应该具备智能化的特点,通过信息技术集成,对床位、设备、卫生等资源进行管理与监控。例如,在医院床位管理中,引入智能化床位管理系统,可以自动检测床位状态及床位占用率,达到实时监测、动态分配床位的效果。多院区医院在不同地理位置建立不同的院区,而不同院区的设施建设自然也会存在差异。为了提高多院区设施建设水平,可以引进先进的设施建设,例如新型节能环保设备和先进的智能感应系统。再如人员定位系统,提高了人员运转效率,能够及时监管人员工作状态,避免出现人员短缺和工作重叠的问题。通过优化医院的设施建设,可以提高医院的综合建设水平。此外,医院环境卫生管理是保障医院正常运营的重要一环,也是影响患者就医体验的重要因素。传统医院卫生管理主要依赖人工，管理效率低下且容易出错。引进先进的环境卫生技术，如洁净室技术和消毒技术，可以大大提高医院的环境卫生管理水平。例如，在医院手术室中，可以应用洁净室技术，通过精细的室内温度、湿度和空气流量的控制，最大限度地减少手术室内的细菌和尘埃。同时，利用消毒技术，可以对医院空气进行消毒，确保环境空气的清洁。

总之，医院多院区管理中引进先进技术优化后勤管理可以提高多院区设施建设和环境卫生管理水平。通过以上措施，可以提高医院的整体管理水平，优化医院的服务质量，提高医院的知名度，构建和谐的医疗环境。

（三）建立管理体系

多院区后勤管理的优化，可以通过借鉴管理经验实现标准化。建立医院标准化的管理体系，包括细化管理流程、规范管理程序、完善监督机制等，可以提高管理效率，减少重复操作，优化管理资源。

首先，建立合适的管理机构和制度是实现后勤管理优化的关键。可以借鉴国内外医疗机构的管理模式和制度，为后勤管理制定标准化的流程和程序。例如，可以学习欧美国家医院的标准化管理模式，建立一系列的规章制度，格式化后勤管理流程，包括清洁、餐饮、运输、安保等，从而实现规范化管理。可以借鉴国内一些优秀医疗机构的管理经验，为后勤管理提供可行性实践方案。其次，可以科学地选用信息技术来确保后勤管理更加高效化。信息技术可以实现后勤管理的自动化和数字化，在后勤管理流程中加入物联网技术、大数据分析、人工智能等技术，可以提高物资使用率，减少浪费，实现用量控制和预测，大大加强后勤管理智能化水平。例如，将人口流动、临床手术等信息收集、分析、处理后，就能够更准确地制定后勤管理计划，从而提高服务质量，优化管理效率。最后，对后勤管理人员进行培训和管理，培养专业化的后勤管理人才。医院后勤管理需要专业人才，通过培训和管理来完善后勤管理人员的岗位职责，提高工作质量和服务效能。例如，定期举办针对后勤管理人员的技能培训班，提高他们的综合服务水平，以实现后勤管理更加顺畅和有效率。

总之，广泛学习国内外优秀的医院管理经验，取长补短，以提高医院后勤管理的整体质量和效率，这是优化医院后勤管理的有效方法。

第三章　国家医学中心及区域医学中心的后勤保障

国家医学中心是以国家为指引,联合高等医学院校和具有一流医护力量的医院而展开的联合医学行动,主要针对现阶段难以攻克的癌症、儿科、老年医学等疑难重症进行深度研究。而区域医学中心则是以某个区域内实力较强的医院作为主体所发展的医学研究,需要调动各地医学实力强劲的医院和医学院校。后勤保障系统能提供医学研究中所必需的医疗设备和生活基础保障,能给国家医学中心及区域医学中心建设与发展提供支柱作用。

一、优化后勤服务系统,关注设备维修引进

(一)采购先进医疗设备,推动数字化手术室

医学研究离不开优质的医疗设备。只有在医疗设备的服务与支持下,才能更好促进医疗工作者对病情的判断和病情发展的分析,从而更加深入了解该病症对人体所产生的各种危害情况,有利于促进医学进步发展,充分体现出国家医学中心及区域医学中心建设的重要作用以及对医疗环境发展产生的积极影响。鉴于医疗设备在医学研究中所占据的关键地位,后勤保障部门应重视对医疗设备的选择与引进,积极推动数字化手术室建设,实现异地医疗,以此促进优秀医疗资源在各地区中的均衡使用与分配,打造智能化、一体化、信息化医疗体系,将更加先进的医疗设备应用于临床研究中,以促进医学发展。

首先,需要针对国家医学中心以及区域医学中心建设成立相应的后勤保障体系,采购一些市场上较为先进的医疗设备,并在临床研究中使用。其次,积极打造数字化手术室,整合超声、麻醉、术中 CT 等设备,构建一体化手术室,充分发挥科技对手术所带来的益处和创造的有利条件。最后,应用先进医疗设备实行异地手术(如达芬奇手术室＋5G技术),即利用手术机械臂,通过信息技术完成异地操作,使一些高水平的医护人员,能够使用机械臂在异地对患者进行手术,助力所建设的国家医学中心及区域医学中心更好地服务于患者。同时,提供坚实后勤保障和设备支持,以此凸显国家医学中心及区域医学中心建设对整体医疗系统的优化作用。

(二)及时完成报修维修,保障设备使用安全

医疗设备虽然在功能上能够辅助医生完成治疗和对病情的分析,但在应用的过程中,若医疗设备出现故障,不仅无法帮助医生进行诊疗,还会影响对病情的判断。尤其

是在国家医学中心及区域医学中心建设与发展的过程中,维护医疗设备使用安全非常重要,需要后勤工作人员定期对设备进行检查,在发现问题时应及时进行报修与维修,充分保障医疗设备在工作时的使用安全。为此,需要针对设备的报修与维修建立良好后勤保障流程,对于设备状况进行详细记录,并与厂家展开及时沟通,派遣专业维修团队对设备进行维护,以免影响后期对医疗设备的应用。

对于国家医学中心及区域医学中心建设所成立的后勤保障部门,应对医疗设备报修和维护制定相应管理规章和管理流程。首先,需要定期派遣相关工作人员对医疗设备进行检测,在发现问题时应及时叫停医疗工作者对设备的使用,将所发现的问题详细记录,并向上级反馈,再将设备问题反馈于设备生产部门,继而组织专业人员对设备进行维修。其次,针对使用较为频繁的设备,包括心电图设备、彩超设备、CT机、核磁共振设备等,应当加大对设备的看护力度,在应用设备的过程中,要按照操作流程规范使用,降低错误使用方式对设备的损耗,增强设备使用年限,切实提高后勤保障质量。

二、提供良好工作条件,提升基本生活保障

除了对设备的采购与维护,合理安排医疗工作人员的工作、住宿也是后勤保障的职责范围。在国家医学中心以及区域医学中心建设与发展的过程中,国家会大力引进优秀师资力量以及医学工作者共同参与到对医学的研究与探索中。但高强度的医学建设和临床医学工作,会给医疗工作者身心带来影响,更加依赖后勤保障部门提供优良住宿条件,以此稳住医疗工作者的大后方,使其能够得到充足的睡眠和休息,继而再次投入到对医学的深度研究中。为此,需要后勤保障部门充分优化后勤管理,提供良好住宿条件,使医学工作者基本生活能够得到保障,助力其以更加饱满的状态展开医学探讨。

为高效落实这一后勤管理计划,需要后勤管理部门参考如下管理措施:其一,安排清洁人员按时打扫宿舍卫生,并派遣巡视人员检查对宿舍的清理情况,排除部分可能存在安全隐患的用电设备。其二,水电的供应需要做到畅通无误,定期对宿舍内部进行消毒除虫,及时开窗通风,减少细菌在宿舍内部的滋生和发展。其三,重视医护人员的食品健康和饮食安全,采购新鲜的瓜果蔬菜,按照健康饮食规则合理安排饮食内容,既给医疗工作人员提供身体所必需的养分,又要避免营养过剩的问题。总之,需要后勤部门为医护工作者提供良好住宿条件和基本生活保障,将后勤保障工作落到实处。

三、选用优质医疗器械,促进国家医学发展

医疗器械和医疗用具是医务工作者在进行医疗处置过程中所需要的工具。对医疗器械和用具的选用和维护是后勤部门的重要工作内容,合理优化医疗器械储存环境,可以减少环境因素对医疗器械和用具的损耗,支持国家医学中心及区域医学中心的建设。

为此,后勤部门可将工作分为对医疗器械设备的引进和维保两个工作步骤,每一个工作环节都认真负责,既要确保所选择的医疗器械符合国家医疗标准,又要尽心对医疗用具进行维保保障,稳妥有序推进国家医学中心及区域医学中心的建设,强化工作效率。

例如:选择医疗器械时,需要根据医疗工作者对医疗器械的参数进行审核,按照规定时间引进相应要求的医疗器械,并确保所采购的医疗器械符合使用标准和具备安装条件。同时,需要积极关注市场上出现的新型医疗器械,将其投入到医学临床试验中,结合医护工作人员的反馈进行批量采购。而在医疗器械的维保方面,需要结合该器械的保存条件进行分类保管,控制保障好器械的使用环境,如空气的湿度和光线,避免湿度过重或光线过于充足造成设备腐坏以及氧化,影响使用安全。因此,在国家医学中心及区域医学中心建设与发展的过程中,需给予其充分后勤保障,选择良好医疗器械和用具,优化保存路径,从而促进国家医学发展。

综上所述,鉴于国家医学中心及区域医学中心建设与发展对群众健康所起到的重要作用,需要给予其在建设和发展中所必需的后勤保障支持,尤其是对医学人才,应给其提供一个有利于医学研究的安逸环境。还要充分优化后勤服务系统,采购先进医疗设备,推动数字化手术室,及时完成对设备的报修与维修工作,保障设备使用安全。总之,需要后勤部门进一步推进后勤保障工作,以切实促进国家医学中心及区医学中心建设发展。

第五篇 | 智慧后勤变革

随着信息化建设及数字化应用,医院后勤管理应当由后勤向"前勤"转变,主动与医疗服务融合,以更丰富的数据统计、更低廉的运行成本、更高的效率、更快速的响应服务、更标准的工作流程为临床一线提供更满意的服务,助力医院高质量发展。

第一章　智慧后勤发展与变迁

一、概述

（一）定义

智慧后勤的定义有多种表述，本书认为智慧后勤是运用先进信息技术手段和管理思维方法，在后勤信息应用系统覆盖后勤运营管理业务流程的基础上，实现后勤信息的自动感知、智能处理、智能响应和智慧决策，实现后勤运营的线上化、移动化、智能化、个性化，从而优化服务流程、提高运营效率、降低运营成本、提升安全管理水平和服务水平的新型后勤管理模式。医院后勤是医院体系正常运行与健康发展的可靠支撑。医院后勤体系涉及医院基建、后勤设备、物资管理、能耗管理、安全保卫与环境卫生等多个学科领域。打造医院智慧化后勤，是医院高质量发展必须要走好的一步。

（二）基本特征

智慧后勤，"智"涉及的是技术范畴，指通过应用新设备、新技术达到智能系统的互联互通，达到信息的无缝对接，使得有效信息能够准确地被利用；"慧"涉及的是人文范畴，通过"智"作为手段，结合管理者、专家、技术人员以及用户的智慧，在数据充分融合的基础上，通过对大量数据和信息的分析、加工，制定适宜规则和标准，产生新型的应用体系，从而提高管理水平和后勤服务的满意度，实现医院后勤管理活动最优化，达到以人为本、汇人之慧、赋物以智、互促互补的结果。其基本特征主要包括以下方面。

1. 全面感知

利用大数据、云计算、物联网等先进技术，实现信息的自动化采集、传输和处理，运用现代管理手段，细化岗位职责、优化服务流程，实现过程监管与终末评价结合、持续改进的后勤保障，使得后勤管理更加高效、精准。

2. 万物互联

将物联网技术进行合理利用，通过信息资源互通互联，促进后勤管理系统与设施的共联发展，实现后勤工作的规范化管理。

3. 以人为本

注重用户体验和服务质量，以满足人的需求为出发点，提供人性化和多元化的服务，满足医患的多样化需求。

4. 数据赋能

智慧后勤拥有体量大、结构复杂的信息体系，系统要根据触发的各种需求对数据进行分析，自主进行判断和预测，让数据为智慧后勤管理工作赋能，实现智能决策。

（三）相关政策

2018年4月，国务院办公厅《关于促进"互联网＋医疗健康"发展的意见》出台，提出了促进互联网与医疗健康深度融合发展的一系列政策措施，包括围绕群众日益增长的需求，利用信息技术，优化服务流程，提升服务效能，提高医疗服务供给与需求匹配度。同年8月，国家卫生健康委《关于进一步推进以电子病历为核心的医疗机构信息化建设工作的通知》出台，明确持续推进以电子病历为核心的医疗机构信息化建设，对医院信息化建设、智慧化运行提出明确要求。

为进一步深化公立医院改革，推进现代医院管理制度建设，2019年1月，国务院办公厅《关于加强三级公立医院绩效考核工作的意见》发布，指出通过加强信息系统建设，提高绩效考核数据信息的准确性。同年3月，国家卫生健康委《关于印发医院智慧服务分级评估标准体系（试行）的通知》出台，指导医院以问题和需求为导向，持续加强信息化建设、提供智慧服务，为进一步建立智慧医院奠定基础。

2020年12月，国家卫生健康委《关于加强公立医院运营管理的指导意见》出台，明确指出医院应当充分利用现代化信息技术，加强医院运营管理信息集成平台标准化建设。

2021年3月，国家卫生健康委《医院智慧管理分级评估标准体系（试行）》出台，对后勤智慧化建设提出了指导意见和具体评价标准，指出要充分利用智慧管理工具，提升医院管理精细化、智能化水平。同年6月，国务院办公厅《关于推动公立医院高质量发展的意见》出台，要求公立医院发展方式从规模扩张转向提质增效，运行模式从粗放管理转向精细化管理。为贯彻落实上述要求，要为公立医院高质量发展提供持续动力。同年10月，国家卫生健康委进一步制定了《公立医院高质量发展促进行动（2021—2025年）》，提出重点建设"三位一体"智慧医院，明确提出要以大数据方法进行定性到定量评价，提高效率、节约费用；建设后勤智能综合管理平台，全面提升后勤管理的精细化和信息化水平，降低万元收入能耗支出；加强医院安防系统建设，提升医院安全秩序管理法治化、专业化、智能化水平。

2023年3月，中共中央办公厅《关于进一步完善医疗卫生服务体系的意见》出台，要求提升服务便捷性，积极运用互联网、人工智能等技术，持续优化服务流程，推进医疗联合体内信息系统统一运营和互联互通，加强数字化管理。

医院后勤管理作为保障医院医疗、教学、科研等业务顺利开展的基础，是智慧医院建设中重要的一环。从出台的有关政策来看，我国医院后勤智慧化建设，起源于以电子病历为核心的医院信息化建设，医院智慧化的概念开始主要集中在硬件和软件系统的信息化方面，随后拓展至医疗服务、医院管理方面，从"信息化服务"发展至"互联网医疗"，从"互联网医疗"进阶至"智慧型医院"。近年来，关于医院智慧管理分级评价和公立医院高质量发展的政策相继出台,逐渐完善了对医院后勤智慧化建设的政策指引,在智慧管理建设中对后勤智慧化进一步提出了具体要求。

二、发展历程

(一)传统后勤管理面临的挑战

医院后勤管理涉及的知识面广、工种多、业务面大、专业化程度高,使得医院的后勤管理难度较大,其管理质量直接关系医院的医疗、教学、科研等工作的正常运转和健康发展。在医院组织结构中,医疗业务部门为营收部门,后勤部门为支出部门,后勤服务本身不创造利润,而是通过成本消耗支持医疗服务,往往不能获得医院领导足够重视。传统的后勤管理方式在医院中存在诸多问题,包括协同与应急能力不足、信息化水平低、服务主动性不够、服务评价难度高、人员素养水平低等,造成完成日常后勤保障服务和风险规避难度大。

新形势下传统后勤管理存在的问题如下:

1. 协同与应急能力不足

医院后勤工作琐碎庞杂,很多工作存在交叉,传统后勤各部门以条块分割的多头管理模式运行,各部门之间存在信息不流通、沟通不便利、工作边界不清等问题,导致工作重复、资源浪费、服务效率低下。随着医院主营业务的不断扩大,医院安全管理要求日益增强,但医院建筑、设备、能源供给等后勤安全管理手段比较原始,安全隐患无法彻底排查,更不能提前预测事故的发生。同时,后勤管理跨部门、跨专业、跨岗位的协作机制不完善,导致在应对突发事件时,各方难以形成合力,医院无法快速组织响应,人力、资源等配置不能及时到位,医院应对外界干扰自恢复能力差。

2. 信息化水平低

传统后勤管理方式下,医院的信息化水平相对较低,主要依赖人工操作和纸质记录。这导致信息流通不畅,信息传递和处理的效率较低,容易出现误操作和信息丢失等问题。缺乏有效的信息化系统和技术支持,服务过程无法跟进、事后难以追溯,使得后勤管理的数据收集、分析和决策变得困难,数据缺乏深度分析和应用,难以支撑管理决策。因此,在数字化、智能化的时代背景下,引入创新的信息技术和系统是提升后勤管理效率的重要途径。

3. 服务主动性不够

面对医患日益多元化和精细化的服务需求,传统后勤管理缺乏前瞻性的规划和解决问题的能力,对服务需求反应迟钝,甚至无法满足需求。在资源分配和服务提供上,其往往采取被动应对的方式,缺乏主动创新和优化的动力,导致服务效率低下,医患满意度不高,整体运营效果难以达到预期目标。

4. 服务评价难度高

医院后勤业务面广,不同岗位和工种之间存在工作内容、劳动强度、技术要求、工作周期、标准规范等方面的差异。传统后勤绩效评价多为主观评价,不能用明确的绩效考核指标来衡量工作完成情况,员工工作量与工作价值得不到体现,导致主动服务意识不强,管理部门也不能根据业务运行情况及时做出有效决策和规划。

5. 人员专业化水平低

医院重"医教研"而轻后勤,后勤人员数量、年度预算、职业发展等被忽视,传统医院后勤部门招聘的后勤员工普遍存在学历较低,文化水平不高,知识结构、职称结构、年龄结构不合理等问题,专业化服务水平低,难以满足现代化医院对高水平专业化后勤保障的需求。同时,传统医院后勤工作的从属性导致对后勤专业人才引进、培养和管理不够重视,缺乏规范的医院后勤管理专业教育与职业化系统培训等,导致人才储备量少、专业技术人才少。随着智慧医院的发展建设,新技术和先进管理方法的应用日益广泛,传统的后勤队伍人员无法与之匹配,导致后勤效率低下。

在政策不断出新、技术不断迭代、人民群众对就医体验的要求不断提高的时代背景下,医院后勤管理如果仍沿用以往的粗放型管理模式,将很难跟上医院发展的步伐,无法满足医患安全、高效、便捷、人性化的服务需求,限制医院核心竞争力的提升,亟待引入创新思维和实践来推动后勤管理的进步和改革。

（二）智慧后勤的发展历程

我国医院智慧后勤探索从当初的医院后勤子系统建设发展、医院后勤一站式服务中心建设到当前的高质量发展、运营、建设后勤智能综合管理平台,共历经了3个阶段。第一阶段强调后勤业务信息化管理,第二阶段强调万物互联,即管理对象的数据化和数据利用,第三阶段则强调管理活动的智能支持。

1. 互联网＋后勤阶段：后勤子系统信息化建设

随着互联网和物联网技术的兴起,医院后勤发展进入了信息化阶段。2015年,国务院印发《关于积极推进"互联网＋"行动的指导意见》,明确提出重点推进"互联网＋医疗健康"工作,要加快医联体建设,发展"互联网＋医疗"。同时,《"健康中国2030"规划纲要》《国务院关于积极推进"互联网＋"行动的指导意见》等出台,对"互联网＋医疗"建设做出了具体部署。在政府的推动与鼓励下,以"互联网＋"为代表的信息化潮流,为医院传统后勤工作的转型升级创造了契机,绝大部分医院按照行业主管部门的要求,先行建设了能耗监测系统,同时在服务满意度匹配最强的报修、巡检等后勤服务中开展信息化建设,简单实现了"电子化""无纸化"办公。

2. 后勤数字化阶段：后勤一站式服务中心建设

移动互联网、5G的面世及物联网技术的进一步发展,将医院后勤带入了数字化阶段,标志性特征是移动办公和海量数据沉淀。国务院办公厅《关于建立现代医院管理制度的指导意见》中明确提出医院后勤管理提升的 3 个方向,即后勤一站式服务中心探索、社会化外包、万元收入能耗支出。医院后勤行业探索呈现出从认知到实践的升级。针对医院在之前信息化系统探索中所遇到的系统割裂、无法有效分析数据等问题,医院积极展开一站式服务中心的建设,以服务为核心,把原来后勤相对分散的系统、业务、数据等进行有效的整合,在一个统一的架构体系下开展业务。该阶段主要为在前期信息化建设的基础上,整合后勤业务各子系统,促使信息互联互通,提高服务质量和管理效率。

3. 智慧后勤阶段:高质量发展、运营、建设后勤智能综合管理平台

"三位一体"的智慧医院评价标准中明确提出公立医院的运营要求,医院发展从规模扩张阶段到了精细化管理阶段。政策明确提出建设后勤智能综合管理平台,要构建后勤智慧大脑,搭建顶层架构支撑智慧医院落地,要以生态合作的方式,通过后勤运营平台的搭建,逐步接入各项后勤业务,奠定医院智慧运营管理的数字和计算能力基础。近年来,有关公立医院高质量发展各项政策相继出台,如国务院办公厅印发的《关于推动公立医院高质量发展的意见》《关于印发公立医院高质量发展促进行动(2021—2025年)的通知》等,医院后勤的高质量发展将始终是智慧后勤建设的核心。当前阶段为后勤数字化转型阶段,指在后勤运营管理业务全部数字化的基础上,实现全业务打通的运行、监控、管理和数据收集工作,同时引入大数据分析及人工智能技术,对各类数据实现多维度智能分析,输出有效决策并执行,使整个系统不断迭代更新,真正实现感知、决策与执行的统一。后勤数字化转型的方向是坚持提高服务水平,基础是业务流程再造,关键是信息处理、开放和共享,核心是数据驱动决策。

(三)智慧后勤的管理痛点

1. 战略执行受限因素多

在探讨智慧后勤运营的战略时,必须充分理解其复杂性和多元性。医院的运营不仅关乎患者的生命安全,还涉及协调庞大的组织结构、资源分配、财务管理、政策遵循等多个方面。而医院智慧运营的战略决策,则需要在这诸多因素中寻求平衡,其难度和复杂性可能远超一般企业单位的数字化改革。

第一,目标制定是智慧运营战略中的核心环节。医院需要明确数字化转型的具体目标,这些目标必须既能满足临床需求,提升医疗服务质量,又能提高运营效率,确保财务的可持续性。这意味着医院需要在保障患者安全和医疗质量的前提下,实现资源的优化配置和成本的有效控制。然而,实现这些目标并非易事。数字化所需的初期投资往往相当庞大,且回报周期较长,这使得许多医院在面临资金压力时犹豫不决。

第二,政策支持也是影响智慧运营战略实施的重要因素。如果政策未能及时更新

以适应数字化的发展,可能会阻碍新技术的实施和推广。在医疗行业,严格的监管要求对数据安全、隐私保护和医疗设备的使用提出了高标准。这要求医院在推进智慧运营战略时,必须严格遵守相关法规,确保患者信息的安全和隐私。

第三,医院还需要关注医疗设备的兼容性和互操作性,以确保数字化转型的顺利进行。

第四,组织变革也是智慧后勤运营战略中不可忽视的一环。传统的医院组织结构可能不具备数字化前瞻性,缺乏专门的数字化职能部门来推动和协调数字化转型工作。因此,医院需要积极调整组织结构,培养具备数字化思维和技能的员工,以适应智慧运营的需求。

第五,人才配置是智慧运营战略成功的关键。医院需要招聘和培养具备必要数字技能的员工,以支持数字化转型的顺利实施。同时,还需要关注现有员工对新技术的接纳程度,通过培训和激励措施,消除他们对新技术的抗拒心理。

总之,医院智慧运营的战略决策是一个复杂而多元的过程,需要医院在多个方面寻求平衡。通过明确目标、优化资金配置、争取政策支持、遵守监管要求、推动组织变革以及合理配置人才,医院才能逐步推进智慧运营战略的实施,提升医疗服务质量和运营效率,为医患提供更好的服务。

2. 后勤场景复杂

医院运营是多元化、跨领域、跨学科的综合性管理,在这个复杂的系统中,每一个环节都至关重要,需现场管理和调度双渠道工作,绝大多数事件都有多种处理方案,其复杂性具体表现在以下几个方面:

(1)涉及专业领域跨度大:医院运营涉及的专业领域跨度极大,涉及能源管理、消防管理、安保管理、设备管理、环境管理、食品卫生、交通运输等多个方面,每一个领域都有其独特的专业标准、流程和责任。

(2)现场管理需求复杂多变:医院后勤管理不仅要满足患者的就诊需求,如保洁、配餐、被服洗涤等,还需满足医护人员和行政管理人员的工作和生活需求。医患多元化的需求使得后勤管理范围广泛,管理类型差异大,精细化管理要求高。

(3)管理分散现场难度高:医院后勤服务涉及多个不同的服务领域,每个领域都有独立的专业标准、流程和责任。这种分散的管理结构虽然可以让各领域专注于处理自身任务,但同时也增加了协调难度。因此,医院需要建立一个高效的信息共享和沟通机制,以确保各个领域之间能够协同工作,形成合力。

(4)对人员能力依赖度高:由于医院提供服务的特殊性和广泛性,各领域对专业知识和技能水平的依赖度极高。例如,不同设备类型维修人员需具备不同的专业技术知识和维修技能,以确保设备的正常运行。此外,由于服务环境的不确定性,医院对应变能力和安全意识有高度的依赖。

（5）管理决策结果难预判：由于后勤管理信息化程度较低，数据不全，数据缺乏深度分析和应用，因此往往难以支撑管理决策。在新形势下，医院亟须加强对后勤管理的信息化建设，提高数据的收集、整理和分析能力。通过运用大数据、人工智能等先进技术，对后勤业务做出精准预测和预警，提高决策的科学性和有效性。

总之，医院运营是复杂而多元的，它涉及多个专业领域和多个方面的需求。为了确保医院运营的安全、高效，医院需要加强对后勤管理的重视和投入，提高各领域之间的协同能力和人员能力水平，同时加强信息化建设，以提高管理决策的科学性和有效性。只有这样，医院才能更好地服务于患者和社会大众。

3. 数据运营难成体系

在数字化时代，构建一个统一数据中心支持下的综合运营管理应用体系已成为医疗机构提升管理效率、优化资源配置的关键手段。当前数据运营面临以下几个问题：

（1）对运营数据体系缺乏共识：目前业界对运营数据的外延、内涵和模型缺乏一致定义与明晰共识。例如，如何确定数据中心内容范围，抽取哪部分业务数据进行汇集，需记录到怎样的就诊颗粒度数据等。如果以临床数据中心（CDR）作对照，运营数据中心（ODR）的建设难度更高。

（2）医院数据资源个性化差异大：由于各医院的业务系统多来源于不同厂商，即便是同一厂商的产品在不同医院也会因为实际应用场景和需求差异而产生不同的数据结构和格式。因此，从选择原始数据来源到数据抽取、加工等数据采集治理方案，都需结合医院实际情况进行个性化定制。

（3）医院原始数据质量不高：首先，运营管理系统所需数据范围广，数据缺失情况比较普遍。其次，受信息系统设计问题或实际使用情况的影响，原始数据记录不完整、不精细的问题比较多。最后，在涉及多重业务域和异构系统时，数据不一致的情况非常常见，严重影响了数据分析的准确性和可靠性。

因此，在智慧后勤建设过程中，为更好地实现数据资源的整合和优化配置，提升医疗机构的管理效率和运营水平，需要加强行业内的交流与合作，推动数据体系标准化建设；加强跨厂商、跨系统的数据交换与共享机制建设；加强数据质量管理机制和数据清洗整合技术的应用。

4. 医疗与后勤的融合不足

在医疗行业中，医疗和后勤的关联始终是一个不可忽视的重要环节。早期，医疗和后勤的关联主要是以流程为中心，医院通过制定标准流程，建立各环节响应指标，确保医疗服务的有序进行（图 5 - 1）。该阶段，人力、设备、物资、资金等方面都处于磨合期，医院需要不断调整和优化各项资源，以适应医疗服务的需要。然而，随着数字化技术的不断发展,医疗和后勤的关联也在逐步拉近。通过信息共享和固化的历史数据和规则,医疗和后勤可以做出一定程度的预判和估算,从而更好地协同工作。例如,医院可以利用医疗数据对物资需求进行预测,从而优化库存管理和供应链配送,提高物资利用效率和医疗服务质量。未来,医疗和后勤的关联将进一步深化,走向病种特征融合的模式。医院将根据不同疾病的病程管理需求,综合考虑病种特点和患者需求,进行个性化运营保障,把不同疾病的病程管理综合考虑,真正做到以患者为中心,形成更加高效、协同的医疗服务体系。

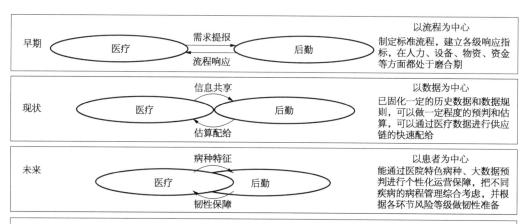

图 5-1 医疗与后勤的融合不足

第二章　智慧后勤的变革与实践

一、变革的基本战略

(一)国家数字化转型战略

《中华人民共和国国民经济和社会发展第十四个五年规划和 2035 年远景目标纲要》(简称"十四五"规划),对建设数字中国这一重要议题进行了全面且深入的部署。数字中国的建设,不仅是数字时代推进中国式现代化的重要引擎,更是构建国家竞争新优势的关键支撑。为了实现数字中国,国家数字化转型需基于战略、应用、技术、支撑四大维度进行全面而系统的转型建设。首先,从战略维度来看,数字化转型的核心目标应在于促进经济发展、保障民生福祉和增强国际竞争力。基于发展新型数字经济,为传统行业注入新的活力,从而惠及广大人民群众,提升公共服务水平和普及度。同时,数字化转型还应成为驱动创新的重要引擎,提升我国在国际和区域范围内的竞争力。在应用维度上,数字化转型将主要聚焦于商业、社会和政务三大领域。在商业方面,将打造智慧金融、智慧制造、智慧能源、智慧农业等相关产品,推动产业数字化转型,提升产业智能化水平。在社会方面,将关注智慧医疗、智慧教育、智慧交通等领域,以满足人民群众日益增长的美好生活需要。在政务方面,将推动政务办公、在线服务和城市治理等领域的数字化转型,提升政府服务效率和治理水平。技术维度是数字化转型的关键所在。需围绕 5G、AI、物联网等关键核心技术和网络设施等基础设施和平台的发展,加强技术研发和应用创新,为数字化转型提供强有力的技术支撑。最后,在支撑维度上,需从组织、资金、人才、监管和生态等方面提供全面而有力的支撑,需要建立健全数字化转型的组织架构和资金保障机制,培养和引进一批高素质的人才,加强监管和风险防范,同时营造良好的数字化转型生态环境。

总之,建设数字中国是一项复杂而艰巨的任务,需要各行各业从多个维度进行全面而系统的转型建设,实现中国式现代化和构建国家竞争新优势的目标。

(二)各行业数字化转型进展

随着科技的飞速发展,数字化转型已成为各行业不可逆转的趋势。为了更好地理解这一变革,可以从支撑、人才和应用 3 个方面构建一个数字化转型评估模型,对各行各业的转型进度进行深度剖析。首先,支撑是数字化转型的基石,它包括数字支出和数字资产两方面。数字支出反映了企业在数字化转型过程中的投资规模和投入力度,而数字资产则体现了企业所拥有的数字化资源和技术储备。其次,人才是数字化转型的关键。它包括数字化人才和数字化生态环境两方面。数字化人才不仅需要具备丰富的行业经验,还要掌握先进的信息技术,同时还需要在数字化生态环境中不断成长和进步。最后,应用是数字化转型的核心。它包括数字化应用广度和数字化应用深度两方面,数字化应用广度和深度直接决定了数字化转型的质量和效果。评估结果显示,数字化发展代表性国家和地区的行业数字化转型分为3个波次,分别为:转型潜力股、转型追随者和数字开拓者。其中信息通信和金融保险这类信息密集型行业是数字化转型的领跑者;支柱型工业如制造业、能源电力等,消费与服务行业如政务和医疗等是数字化转型的追随者;属地性行业如房地产、酒店餐饮等是数字化转型的潜力股。

当前各行各业在数字化转型过程中呈现出不同的进展和特点,为了更好地推动数字化转型,需要加强对各行业数字化转型的评估和研究,为各行业提供有针对性的支持和指导。同时,需加强人才培养和技术创新,为数字化转型提供坚实的人才和技术保障。只有这样,才能更好地应对数字化转型带来的机遇和挑战,推动各行业实现高质量发展。

（三）医院与企业在变革中的差异

随着科技的快速发展,智慧后勤数字化转型已经深入各个行业,医院与企业作为社会运转的两个重要支柱,其数字化进程却存在明显的差异,主要体现在数据敏感性和隐私保护、法规和合规性、用户需求和体验、技术应用和组织灵活度等方面。

1. 数据敏感性和隐私保护:医院涉及的是患者的健康信息,信息具有极高的敏感性和隐私性。因此,在数字化变革中,医院必须采取更为严格的数据安全措施,遵守数据安全和隐私保护规定,确保信息的完整性和保密性。相比之下,企业虽然也需要保护客户和员工的信息,但在数据的敏感性和隐私保护方面的要求相对较低。

2. 法规和合规性:医院在数字化变革中必须遵守一系列严格的行业规定和标准,涵盖数据处理、存储、使用和共享等方面,以确保医疗信息的合法使用和保护。企业虽然也需要遵守相关法规,但这些法规可能没有医疗行业那么复杂和严格。

3. 用户需求和体验:医院在数字化变革中必须充分考虑患者和医疗人员的特殊需求。例如,医疗系统的数字化产品需要考虑到易用性和无障碍访问等因素,以确保医疗人员能够快速、准确地获取和处理信息。而企业则更注重提升客户满意度和增加收入。

4. 技术应用:医院在数字化变革中可能会使用一些特殊的技术,例如电子健康记录、远程医疗、人工智能诊断等,是需求决定的。相比之下,企业可能更注重使用数据分析、人工智能、云计算等技术来提升业务效率和竞争力,是回报决定的。

5. 组织灵活度:因医院的业务不能停滞,医院的组织架构相对较为稳定,员工多属于体制内工种,相对不易于管理。此外,由于医疗行业的特殊性,人事任免往往需要经过上级流程审批,数字化人才少,限制了医院在数字化变革中的灵活度。相比之下,企业的业务往往根据其盈利能力快速启动或停止，组织架构也能迅速变化，员工易于管理，数字化人才相对不缺。

总之，医院与企业在数字化变革中存在显著差异，这些差异影响医院和企业在数字化变革中的策略和重点。因此，在未来的发展中，医院和企业需要根据自身特点和需求制定合适的数字化战略，以更好地应对市场的变化和挑战。

二、数字化转型战略

随着全球数字化浪潮的推进，数字化转型已成为国家发展的重要战略之一。在此背景下，医院作为社会公共服务的重要组成部分，其数字化转型显得尤为关键。正如国家数字化转型战略一样，医院在数字化改革中，也需要基于战略、应用、技术、支撑四大板块进行顶层设计，以更好地面对未来的挑战，实现高质量的可持续发展。

（一）战略维度

在数字化转型中，医院的首要任务是明确自身的战略定位。降本增效、高质量发展和安全保障是医院数字化转型的主要战略目标。通过数字化手段，医院可以优化内部管理流程，提高医疗服务效率，降低运营成本，为患者提供更为优质、高效的医疗服务。同时，数字化转型还能加强医院的安全保障能力，确保患者信息的安全和医疗服务的稳定。

（二）应用维度

数字化转型的核心在于应用。医院应构建院内院外一体化、医疗协同运营、智慧院区的应用框架，通过整合医院内外的医疗资源，实现信息的互联互通，为患者提供更为便捷、全面的后勤服务。同时，通过智慧院区的建设，提升医院的智能化水平，为患者创造更加舒适、安全的就医环境。

（三）技术维度

技术的革新是医院数字化转型的关键。在数字化转型过程中，医院应充分利用临床医学技术、信息技术、物联网、建筑科技等多领域的技术成果，为后勤服务提供强大的技术支撑。通过技术的深度融合，医院可以实现后勤服务流程的智能化、精准化，提高后勤服务的水平和效率。

（四）支撑维度

数字化转型不仅需要技术的支撑，更需要政策的引导和资金的支持。医院应密切关注国家关于数字化的相关政策，充分利用政策红利，推动数字化转型的深入实施。同时，医院还应积极寻求多元化的资金来源，为数字化转型提供坚实的资金保障。数字化转型的关键力量在于组织架构、人才配置和监管评价等方面。医院应建立与数字化转型相适应的组织架构，明确各部门的职责和协作关系，确保数字化转型的顺利实施。同时,医院还应重视人才的培养和引进,建立一支具备数字化思维和技能的后勤团队,加强监管和风险防范,为数字化转型提供有力的人才保障。

三、技术支持

在智慧后勤数字化转型的过程中,技术的支撑作用显得尤为重要(图5-2)。首先,建筑科技作为医院后勤管理的重要支撑,通过楼宇自控系统为医院提供舒适的空调环

技术应用的分类	在医院中常用的技术	典型医疗应用描述	运营相关性
通用技术	人工智能、大数据、云计算、边缘计算、5G技术、微服务、语音识别、自然语言处理、脑机接口、量子计算	医院充分利用人工智能和大数据进行病历分析、预测疾病趋势,实现远程医疗和高效诊断。5G技术支持医疗设备的实时数据传输,提高医疗服务效率。语音识别和自然语言处理用于电子病历记录、医嘱下达和医患沟通。脑机接口应用于神经科研究和康复治疗。量子计算用于模拟复杂医学场景,加速药物研发	☆☆☆
临床医学技术	医学影像创新技术、医疗器械创新技术	医学影像领域通过创新技术如AI辅助诊断、高分辨率成像等提高诊断精准度。医疗器械方面创新技术包括微创手术器械、智能植入式设备等,推动手术治疗水平提升	☆
信息技术	HIS、LIS、PACS、HRP	医院信息系统(HIS)包括患者信息管理、电子病历记录、药物管理,实验室信息系统(LIS)进行检验数据处理,影像与通信系统(PACS)存储和传输医学影像,人力资源平台(HRP)进行员工管理。这些系统整合数据,提高工作效率,降低错误风险,促进团队协作,优化医疗流程。患者通过医院信息系统获得更快速、精准的医疗服务,医护人员能够更好地协同工作,从而提升整体医疗质量和患者体验	☆
物联网技术	物联网、医疗物联网、无线定位系统智能穿戴设备	医院通过物联网连接医疗设备、监测器等,实现实时数据采集和设备协同工作。医疗物联网用于患者远程监测,提供个性化的医疗服务。无线定位系统用于患者定位、设备管理和室内导航,提高医疗资源利用效率。智能穿戴设备实时监测生理指标,实现个性化医疗服务,同时促进患者更主动参与健康管理	☆☆☆☆
医学辅助技术	虚拟现实、增强现实、虚拟助手	虚拟现实和增强现实应用于医学培训、手术模拟和康复治疗,提高医学专业人员的技能水平。虚拟助手在医患互动中提供智能信息查询、预约服务等支持,提升患者体验	☆☆
建筑科技	楼宇自控、空调、电梯、照明、BIM运营指挥中心	医院通过建筑科技实现楼宇自控、提供舒适的空调环境、高效的电梯运行、智能照明系统。BIM技术用于建筑设计和维护,提高医院的可维护性。运营指挥中心整合各项技术,实现对医院设施的智能化监控和调度	☆☆☆☆☆
生物识别	生物识别	生物识别技术用于患者身份验证、医护人员身份管理,提高医院出入口的安全性。确保患者隐私	☆☆
机器人	手术机器人、物流机器人、陪伴机器人	机器人在手术室中辅助医生进行高精度操作,减少手术风险。另外,在患者陪护、物流配送等方面也有广泛应用,提升医院整体效率	☆☆☆

图5-2 医院中常用的信息技术

境、高效的电梯运行以及智能照明系统。这些技术的应用不仅提高了医院设施的运行效率,也优化了患者的就医体验。建筑信息模型(BIM)技术在医院建筑设计和维护中的应用,也使得医院的可维护性得到了显著提升。其次,物联网技术在医院后勤管理中的应用也是不可忽视的。通过物联网技术,医院能够将各类设备设施连接起来,实现实时数据采集和设备协同工作,实现万物互联,运营指挥中心整合各项技术,实现对医院设施的智能化监控和调度。例如无线定位系统在患者定位、设备管理和室内导航等方面的应用,进一步提高了后勤服务的及时性、安全性和精准性。然而,仅仅使用这些技术并不足以满足医院后勤管理的需求,在数字化转型过程中,后勤部门需要考虑在系统/数据监管的体系下,如何更好地与医疗融合,如何集成和管理这些技术,并为管理带来价值。

因此,医院后勤数字化转型需要后勤管理各部门的积极参与和大力支持。通过应用建筑科技、物联网技术等先进技术,加强系统/数据监管体系的建设以及加强与医疗业务的融合与协作,更好地服务于医疗前端,提升医院的整体运营效率和患者就医体验。同时,这也需要后勤管理人员不断学习新知识、掌握新技术,以适应数字化转型的需要,为医院的可持续发展贡献力量。

四、系统集成理念变革

随着信息技术的飞速发展和智慧医院的日益完善,医院后勤数字化转型已成为大势所趋。在转型过程中,系统集成理念正在发生变革。传统的系统集成模式以技术为核心,从底层开始抽取数据和服务,每个层级都需要向下集成向上展示,形成一个由下而上的信息体系。然而,这种模式的弊端也日益凸显,如展示内容有限、管理互动几乎为零,牵一发而动全身。

为了更好地适应智慧后勤的实际需求,未来的系统集成将以场景和医疗流程为中心,即所有技术和资源都将围绕核心流程进行配置,形成一个更加高效、灵活的信息体系。体系由上而下的设计,可根据需求定义系统模块与集成方式,用户、非专业人士可简单使用。该体系下,技术之间的集成将更加扁平化,不再受到层级结构的限制。同时,基于循证的数字化手段也将得到广泛应用,为医院的绩效管理提供更为精细化的支持,推动医院数字化转型迈上新的台阶。

具体地说,未来的医院系统集成将具备以下几个特点:

首先,系统模块与集成方式将根据实际需求进行定义。医院可以根据自身的业务流程和特点,灵活地选择和配置系统模块,实现个性化的系统集成方案,提高医院的工作效率和服务质量,更好地满足管理需求。

其次,用户和非专业人士将能够更简单地使用系统。通过优化用户界面和交互设计,未来的医院后勤系统将更加易于操作和理解,使医护人员和患者都能够更加便捷地获取和使用相关信息,提高后勤服务的便捷性和满意度。

最后,基于循证的数字化手段将为医院的绩效管理提供更为精细化的支持。通过收集和分析大量的系统数据,医院可以更加准确地评估工作人员的工作表现和服务质量,为绩效管理提供更为客观、科学的依据。这将有助于激发工作人员的工作积极性和创造力,进一步提高医院的整体绩效水平。

五、组织变革

在智慧后勤数字化转型的过程中,组织变革成了一个至关重要的课题(图 5 - 3)。一个良好的组织设计能够极大地推动数字化转型工作的顺利进行,起到事半功倍的效果。2017 年,原国家卫生计生委统计信息中心组织开展了"卫生计生统计与信息化岗位设置及人力资源配置研究",首次提出二级以上医院要设置首席信息师的建议。首席信息师的角色类似于医院的首席信息官(CIO),他不仅要具备信息化战略眼光和 IT 技术能力,熟悉医疗流程和业务演进趋势,还要有出色的组织协调和沟通能力,是一个技术与业务复合型岗位。这个岗位是一个真正要求技术与业务复合的岗位,对于推动医院的数字化转型具有不可或缺的作用。

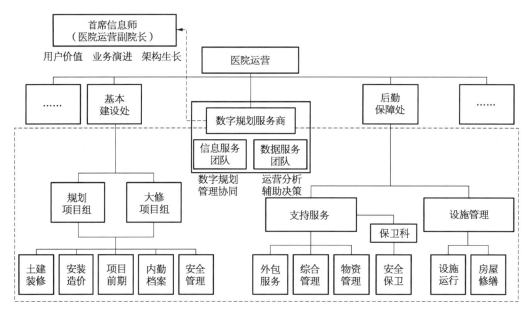

图 5 - 3　数字化转型中的组织变革

在传统的医院管理模式中,通常采用纵向的管理结构,领导层直接指挥中层,任务和指令逐级传递。这种结构在职责明确和指挥效率方面有着明显的优势,但在面对需要多部门协作的数字化转型工作时,却显得力不从心。为此,需要在领导层和中层之间引入一个横向的管理维度,即设置首席信息师作为医院数字化转型的"总参谋长"。首席信息师直接对医院领导班子负责,从整体上考虑数字化转型工作,为领导班子提供决策支持,确定数字化转型的行进路线。他们不仅要具备专业的技术背景,还要能够深入了解医院的业务流程和战略方向,将技术与业务紧密结合,推动医院数字化转型的顺利进行。然而,仅仅设置首席信息师这一岗位是不够的。为了确保数字化转型的全面推进,首席信息师不应仅仅被视为一个技能岗位,而应被赋予更多的职能和权力。在某种程度上,他们应该更像是医院运营副院长的角色,具备对整个医院运营的全面把控能力。

同时,在传统的后勤部门或运营部门的组织架构内,医院需要招标一家具备数字化规划能力的服务商。服务商不仅要能够向上规划整体数字化服务和应用,还要能够横向整合业务流程,向下梳理系统和数据。通过与服务商的紧密合作,确保数字化转型工作的顺利进行,实现医院整体运营效率的提升和服务质量的飞跃。

六、人才变革

随着信息技术的迅猛发展和广泛应用,智慧后勤数字化转型已成为医院现代化建设的重要方向。在这一进程中,合理的人才配置与分工显得尤为重要。智慧后勤数字化转型中的人才配置与分工需充分考虑医院的实际需求和战略方向,通过明确各个角色的职责和技能要求,建立科学合理的人才队伍,为医院的智慧后勤数字化转型提供有力的支持和保障。

根据组织变革的规划,智慧后勤数字化转型中需求的人才可以分为以下几个角色:

1. 首席信息师

作为智慧后勤数字化转型的领军人物,首席信息师需要具备深厚的战略眼光和管理能力。他们不仅要能够深刻理解医院的战略需求,还要能够将IT战略与医院战略紧密结合起来,为医院提供有力的信息化支撑。首席信息师需要具备对未来技术趋势的洞察力,能够预见新技术对医院战略的影响,并据此制定出相应的IT战略规划。此外,他们还需要具备一定的领导力和团队管理能力,能够有效地组织和协调IT团队,推动数字化转型的顺利进行。

2. 数字规划服务顾问

数字规划服务顾问是智慧后勤数字化转型中的关键角色之一。他们需要具备丰富的业务知识和技术背景,能够深入理解医院的业务流程和管理需求,为医院提供科学、合理的数字化解决方案。在业务与流程方面,数字规划服务顾问需要熟悉医院的各项业务流程和管理流程,了解行业知识,以便更好地为医院提供咨询服务。在技术与架构方面,他们需要具备扎实的技术功底和新兴技术的应用能力,能够根据医院的实际需求,制定出适合的技术架构和解决方案。在实践与绩效方面,数字规划服务顾问需要重视每一笔 IT 投资给医院带来的真实绩效,注重实践能力和 IT 投资管理的有效性。

3. 信息服务团队

信息服务团队是智慧后勤数字化转型中的执行力量。他们负责信息化项目建设的跟进、协调及落实以及数据管理、网络信息安全等工作。信息服务团队需要具备专业的技术能力和良好的沟通协调能力,能够与医院各部门紧密合作,确保信息化项目的顺利实施。在数据管理方面,他们需要建立完善的数据管理体系,确保数据的安全性和准确性。在网络信息安全方面,信息服务团队需要采取有效的安全措施,防范网络攻击和数据泄露等风险。

4. 数据服务团队

数据服务团队是智慧后勤数字化转型中的重要支撑力量。他们负责数字化转型相关制度、管理、考核、协调等工作。数据服务团队需要具备丰富的数据管理经验和数据分析能力,能够为医院提供准确、及时的数据支持。在制度管理方面,他们需要建立健全的数据管理制度,确保数据的合规性和有效性。在考核方面,数据服务团队需要制定合理的考核指标和评估方法,对数字化转型的成效进行客观、全面的评价。在协调工作方面,他们需要与其他团队紧密合作,共同推动智慧后勤数字化转型的顺利进行。

以上提及的团队和人员,需尽可能是独立岗位或服务商,而不是在原有职能上增加数字化工作。既然是改革,而不是优化,就十分有必要另起炉灶,彻底改变固有的模式。

七、数字化转型评估模型

数字化转型的程度是一个综合性的评估过程,它涉及企业、政府和社会各个层面的深刻变革(图 5-4)。为了全面、准确地衡量数字化转型的进度和成效,基于国家数字化战略,可从战略、应用、技术和支撑 4 个维度出发,制定愿景、目标、丰富度等 12 个维度和 29 个定量指标来进行评估。其中战略包括愿景和目标 2 个维度,愿景通过是否有明确定义的清晰的转型愿景衡量;目标通过目标是否可量化等 2 个指标衡量。应用包括丰富度、协同性和先进性 3 个维度,丰富度通过商业、政府和社会 3 个领域的转型程度 3 个指标衡量;协同性通过应用协同拉通专家评分衡量;先进性通过应用智能能力专家评分衡量。技术包括基础设施和平台能力、关键技术能力 2 个维度,基础设施和平台能力通过通信基础设施连接性等 4 个指标衡量;关键技术通过关键技术投入度和关键技术吸纳度 2 个指标衡量。支撑包括组织、资金、人才、监管和生态 5 个维度。组织通过是否有明确的数字化领导部门、一致统一管理 2 个指标衡量;资金由是否有数字化转型资金等 4 个指标衡量;人才由数字化人才数量等 3 个指标衡量;监管由网络安全表现等 3 个指标衡量;生态由创新孵化能力等 3 个指标衡量。

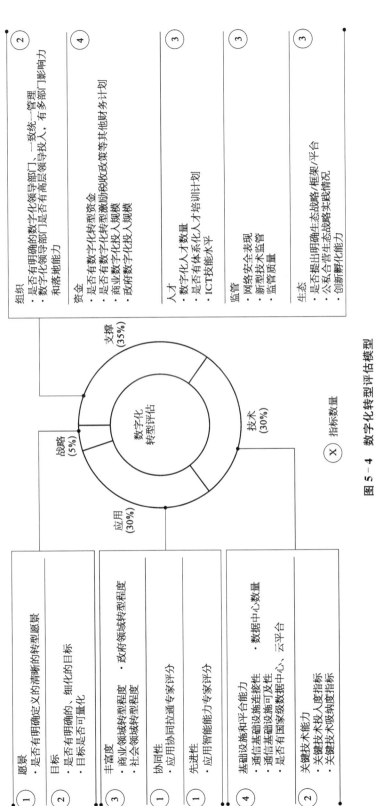

图 5 - 4 数字化转型评估模型

八、发展趋势

随着信息技术的快速发展和广泛应用,智慧后勤已经成为现代医院组织运营的重要方向。智慧后勤通过运用先进的物联网、大数据、云计算等技术手段,实现资源的高效配置、服务的智能化和管理的精细化,对于提升组织运营效率、降低成本、增强竞争力具有重要意义。

当前智慧后勤将继续沿着集成化、专业化、智能化的方向发展,其未来发展趋势主要体现在技术创新驱动发展、服务模式转型升级、绿色环保理念融入、智慧化决策支持以及跨部门协同合作。

(1) 技术创新驱动发展。随着物联网、大数据、云计算、人工智能等技术的不断发展,智慧后勤将不断引入新技术,推动后勤服务的创新升级。

(2) 服务模式转型升级。智慧后勤将推动后勤服务模式的转型升级,从传统的被动服务向主动服务转变,从简单的服务提供向综合解决方案转变。同时,智慧后勤还将注重用户体验和服务质量,不断提升用户满意度。

(3) 绿色环保理念融入。随着环保意识的日益增强,智慧后勤将更加注重绿色环保理念的融入。例如,通过优化能源管理、推广绿色建材、开展节能减排等措施,降低能源消耗和环境污染。

(4) 智慧化决策支持。不同后勤部门、不同业务和不同应用场景的大量数据形式各异又紧密相关,真实反映了医院后勤管理现状,智慧后勤将利用大数据分析和人工智能技术,通过对历史数据的挖掘和分析,发现服务规律和问题,对后勤业务行为和管理进行预测与驱动,围绕各层级管理诉求进行决策分析,实现对后勤服务的智慧化决策支持。

(5) 跨部门协同合作。智慧后勤将推动后勤部门与其他部门的协同合作,打破部门壁垒,实现资源共享和优势互补。通过跨部门合作,提高整体运营效率和服务质量。

未来,随着技术的不断创新、应用和医患日益精细化、多元化的需求,智慧后勤将更加注重用户体验和服务质量,推动后勤服务的便捷化、高效化和个性化。同时,智慧后勤还将积极融入绿色环保理念,推动组织的可持续发展。

第六篇 | 智慧后勤建设任务

医院智慧后勤，不仅仅局限于传统后勤管理范畴，而是紧紧围绕提升医疗服务质量、保障医疗安全的目标，应用大数据、物联网、人工智能等技术，将医院多个领域的数据关联起来，以数据驱动管理价值。

第一章 大数据驱动下的后勤服务模式探索

大数据时代,精细化、科学化管理已经是各大医院后勤管理的主要方法。利用信息化的工具和方法,有效整合医院维修、餐饮、保洁等后勤服务资源,优化服务流程,打造后勤一站式服务中心,构建一站式服务保障体系。

大数据的应用得到了很多行业的认可,医院数据的挖掘和管理也受到了医院管理者的高度重视。医院管理者应该让数据产生价值,让数据管理者参与决策是数据挖掘的意义。在以大数据为主流的现在,传统的医院后勤管理模式会变成以数据为中心的管理方式。应利用物联网、云计算、大数据等新兴技术开展医院后勤服务,提高信息处理和反馈速度,提高医院整体后勤管理水平、服务质量。在数据挖掘和数据应用的基础上,包括设备监控、能源消耗监控、维修安排在内的一站式服务平台将有效提高后勤管理水平,提高服务质量。

一、后勤服务模式改革背景

医院后勤保障部门拥有多个分散的条线,例如安全保障、医疗设备、维修中心、饮食、保洁、运输等。随着医院的发展,多部门管理的后勤保障系统逐渐难以适应临床现场后勤保障的需要。基于这一发展趋势,从"大后勤"的角度来看,所有后勤领域管理对象,包括人员、设备、材料、环境等,都必须整合到整体管理中。因此,要建立支持医院后勤发展的后勤信息管理系统。

二、传统分散式报修存在的问题

目前,传统的分散式修理模式仍是许多医院现有的运营模式:修理方法不统一,路线多样化;修理、设备检查、数据分析等以人工操作为主,缺乏统一的管理监督;无法实时跟踪、监督、反馈,工作效率降低,影响维修工作的有效性;信息化程度不高,缺乏创新。

后勤服务项目包括医院整体供电、供水、供气、供热、医疗设备、房屋修理、绿化清扫、信息系统、电梯、消防、防虫、电视、电话等,有很多类型和详细的劳动分工。临床科室一遇到水、电、气、暖气等设施和设备故障,就面临着多头报修的局面。

三、一站式报修服务

要创建一个闭环管理流程,解决传统维修模式的缺点,规范后勤部门的管理和流程,提高维修效率和质量,节约成本。根据实际情况,应及时建立后勤一站式服务中心。例如,设立"9999"热线,负责医院后勤的各类维修咨询服务,力求提供一站式维修服务。主要从以下几个方面开展工作。一是整合服务功能,节约人力资源。为了节约人工成本,精简后勤团队,医院可设立 1 个协调员,2~3 个操作员,统一管理和调度操作。操作模式为 24 小时的责任体系,服务范围涵盖外包服务、一般设备、医疗设备、资产管理、安全生产等后勤服务。二是规范管理标准,打造闭环维修服务流程。

四、后勤服务模式改革的成效与延伸思考

一站式维修服务只是实现精细化、科学化后勤管理的中间环节。医院目前的一站式维修大多采用一站式电话报修和维修的方式。未来的后勤一站式服务中心可以打破部门之间的壁垒,整合信息部门、基础设施部门、财务部门等其他部门,避免分工过细而增加部门之间的沟通障碍,避免部门之间互相推诿的现象。

第二章 智慧医院后勤数字化管理实践

一、智慧后勤数字化转型背景

首先,医疗体制改革带动了智慧医院建设的需求。2017 年 7 月 14 日,国务院办公厅印发《关于建立现代医院管理制度的指导意见》,明确提出要健全后勤管理制度,推进医院后勤服务社会化。2018 年 4 月 28 日,国务院办公厅发布《关于促进"互联网＋医疗健康"发展的意见》,鼓励医疗机构构建线上线下一体化的医疗服务模式。国家卫生健康委也发布了《全国医院信息化建设标准与规范(试行)》,指导医疗机构科学、规范地开展智慧医院建设。随着医疗卫生体制改革的不断深入,医院内部经营管理也面临着新的挑战和要求,传统体制下的"小而全"模式已不能满足快速增长的医务人员的后勤需求,医院后勤管理的智能化模式已成为许多医院的转型方式。

二、存在的问题

医院后勤管理工作的核心在于"安全、效率、成本"三位一体的综合管控。为不断提升管理能力,国内医院在后勤管理领域做了不少尝试:从早期的经验管理发展为制度流程化管理和科学化管理;从之前的人为管理转化为信息化管理。最近几年,随着各类信息化技术、物联网技术以及人工智能领域的高速发展,加上医院不断扩建改建过程中对于基础设施设备的优化和智能化配备,医院后勤管理也逐步走向物联智能可视化及数据决策精准化管理模式。但在医院智慧后勤建设发展过程中,还存在一些需要解决的核心问题:

一体化管理难点:指对多范畴后勤管理的资源整合及一体化管理的落实和运行监管问题。大后勤模式下,统一化、资源集约化管理是个难点。由于区域物理设施环境的差异以及人员配置的差异,如何通过统一化的技术手段、管理手段来实现系统化后勤管控是一大难题。

标准化管理难点:指外包服务企业和服务人员参与的多样化模式下的统一化、标准化管理问题。医院后勤覆盖范围大,所涉及的各类专业领域众多,医院在推进整体医疗改革过程中,为提高服务效率和专业化、市场化程度,引进了各类专业服务供应商和外包服务人才。因此,医院后勤人员管理涉及多个相关单位和团队,如何进行统一化、标准化管理是需要突破的又一难点。

数据化决策难点:指管理决策上数字化支撑和智能化辅助方面的困难。医院运营过程中虽然存在大量后勤管理所需的数据和信息,但在这"大数据"的海洋中,如何去筛选、分析、利用所需的核心数据和信息并形成可以进行管理决策的内容,是非常困难的,更无法考虑推进"智能化"辅助决策。医院在推进数字化建设过程中,需要克服设计断层、采集局限、分析分散等各类问题和困难。

三、智慧后勤建设的目标

智慧后勤建设不是信息软件系统的开发应用,而是立足于软硬件系统建设,实现医院运行保障全质量管理;运用一套评价指标,在全行业范围内实现医院后勤运行保障能力的考核与评价。通过建立统一的监控平台、统一调度的专业队伍、统一标准的数据库,实现医院后勤运行保障中的资金流、信息流、工作流等的全数据采集与全过程监管。

智慧后勤是精益化管理与先进信息技术的深度融合,改变了传统的人工数据采集方式,通过应用物联网技术,实现数据采集自动化、智能化;抛弃传统主观的质量评价方式,通过积累运行数据和对行业规范标准的参考,运用人工智能技术形成可推广的质量评价指标体系;改变传统单纯的软件开发模式,通过运行数据反馈,对现有后勤运行管理流程与模式进行深层次的改革。

第三章　医院后勤风险预警预判
初级人工智能的研究

医院可基于智慧后勤系统,探索建立集评估、预警、干预等功能于一体的、初步实现人工智能的医院安全风险预判系统。

一、研究背景

面对外部政策环境的变化、医学科技的进步、医院发展规划的推进,医院后勤运行保障管理由粗放管理逐步向标准化、精益化、规范化、科学化、专业化方向转型。逐步涵盖了机电设备管理、动力运行管理、物业服务管理、医疗设备管理、物资供应保障、固定资产管理、安全管理、基本建设等工作内容,成为支撑与保障医院正常运行的重要基础。其管理的复杂程度、专业化程度不断增加,同时需要面对的风险也日益增加。

医院后勤保障可能面对的风险可分为来自外部的突发事件和来自内部的突发安全风险。突发事件是指需要医院发挥医疗应急保障职能的事件,包括事故、灾害、公共卫生事件等;医院内部突发风险是指直接给医院带来损害、威胁到医院内患者和医护人员安全的事件,包括设施设备故障、能源断供、消防事件、治安事件等。医院对突发风险事件的提前预警直接关系到医疗救治与资源调度的及时性、有效性,关乎患者与员工的生命与安全。

传统的医院后勤保障管理模式下,风险防范以制度建设、责任分解、现场巡查、整改治理、应急演练等内容为工作重心,缺乏有效的风险源头预防与科学研判评估机制。

随着物联网技术、大数据分析技术、人工智能技术、5G信息技术的广泛应用,医院已初步建成全过程监管、全方位监测、全天候值守的智慧后勤系统,实现了设备故障告警、气候环境警示、消防治安告警、能源动力告警等等,海量的外部环境数据与内部运行数据被物联网传感器实时采集。

然而,初级的告警机制无法让传统管理模式的被动应对转变为主动预防、主动作为,被采集的海量数据也缺乏有效的方法去实现科学预判。

因此,医院在智慧后勤系统建设的基础上,要应用科学研究第四类范式(数据密集型科学发现),在大数据环境下建立一套针对灾害脆弱性与风险防范的医院预判预警机制,通过人工神经网络、决策树预测模型、知识库的支撑,初步完成医院风险预判初级人工智能的开发。

二、国内外研究现状

要牢固树立安全发展理念,推进突发事件卫生应急监测预警和紧急医学救援能力建设,提升防灾减灾能力。《"健康中国 2030"规划纲要》也提出了"突发事件卫生应急处置能力和紧急医学救援能力达到发达国家水平"的远期目标。

预警是在风险发生之前根据风险可能发生的征兆,事先发出警示、警报,以应对可能到来的危险。预警管理是风险处理的延伸,是风险管理的重要手段。目前,风险预警管理主要应用在银行风险控制、企业经营管理等方面。相对于银行、企业等,医疗界对于风险的研究起步较晚,且缺乏成熟的风险管理经验,对于医疗设备的预警管理亦是如此。

对于医院设备安全管理,国外在医院管理中融入了许多标准。例如,美国通过职业安全与健康标准(OSHA 标准)、JCI 标准等或新方法的应用,完善设备保障部门对医院设备安全的控制。JCI 标准中的风险评估模式使得医疗设备安全使用有了进一步的保障,可减少医疗机构的临床医疗风险,提升患者的医疗安全。

目前,人工智能的主要应用包括机器视觉、指纹识别、人脸识别、视网膜识别、虹膜识别、掌纹识别、专家系统、自动规划、智能搜索、定理证明、博弈、自动程序设计、智能控制、机器人学、语言和图像理解、遗传编程等。

人工智能开发的初衷在于替代人类,进行超越人类个体智慧的判断与行为。人工神经网络原理让人工智能得以初步实现,用信息处理的方式模拟人脑神经元的运作,其根本是不断学习、不断试错、不断反馈,是一个不断循环往复、拥有多重决策分支的架构。贝叶斯理论、感知技术的发展与应用,让人工智能不断进化,"深度学习"(多层神经网络的加速学习)引爆了人工智能的应用。

通过文献检索和整理发现,当前医院普遍对医疗安全、财务安全等方面的风险预警机制的研究相对成熟,而在医院后勤应急管理领域,尤其是在后勤安全预警机制方面,系统的研究还比较少。

三、研究内容与建设方法

目前国内关于医院设备安全风险预警预判机制的研究相对缺乏,尚未建立一套科学化、成体系的数据驱动预警系统。为了解决这一问题,医院应进行以下研究并最终建立本院设备安全风险预警知识库及预警系统。

首先,研究医院后勤风险管理的国家及地方标准、行业标准、国外管理或技术标准、专家知识以及医院后勤风险管理体系内容等,了解医院后勤风险预警的具体知识及业务流程。

其次,基于医院智慧后勤系统的建设,制定风险预警机制及监控规则,通过物联网传感器实时采集医院重要设施设备的运行数据,汇集后勤运行实时数据,数据化监控后勤各板块运营状态,对各种故障实现分级告警。

另外,查阅解析相关管理标准及技术标准,识别分析设备、环境参数相关智能驱动规则,建立智能提醒知识库。

最后,初级实现人工智能机器学习功能,将外部环境参数与现实工作任务进行关联,系统不断积累数据,不断学习进化。当面临外部的风险因素时,智慧后勤系统将自动识别、自行派发任务。

四、研究作用及价值

立足医院医疗与精细化管理的实际需求,通过预警机制的引入,进一步完善医院智慧后勤安全应急管理体系。建设医院设备风险预警知识库对建立和完善应急管理机制、减少突发事件造成的损失具有重要意义。

基于医院后勤智能化平台,实现医院安全管理的数据驱动预警,将医院设备的风险管理逐步科学化、制度化、规范化,规避医院环境与设备出现风险的可能性。提升医院的服务水平,保障医疗服务安全、有效地进行,提高医院整体应急管理效能,实现医院智慧管理的精细化和标准化,同时建立高效应急机制,实现应急管理精细化。

第六篇　智慧后勤建设任务

第四章 医院智慧后勤管理系统的规划

上海申康医院发展中心（下文简称"申康中心"）代表上海市市政府举办管理市级医院 26 家，共建托管、合作建设部委、军队系统在沪三甲医院 11 家，以上 37 家医院为下文所提及的"上海市级医院"的范畴。本章经申康中心授权，以上海市级医院智慧后勤管理系统构建为例，阐述对省级层面医院智慧后勤管理系统规划的思考，供同行参考。

一、医院智慧后勤管理系统架构

（一）三层逻辑架构

根据医院后勤智能化管理需求的调研分析结果以及信息化、智能化技术（如物联网、5G、中间件、云服务等）的发展趋势，上海市级医院智慧后勤管理系统在逻辑结构上采用三层架构，即专业系统层、集成中台层和应用服务层。专业系统层包括建筑与设备管理系统、医疗专业辅助系统、公共安全设施及系统、医疗服务设施及系统、医学装备系统等。系统集成中台层，是整个智慧后勤管理系统的支柱，负责平台所有数据的采集、录入、清洗、存储、建模、可视化管理等，并对服务层提供各类数据统计、分析、诊断接口。应用服务层面向终端使用者，包括后勤服务应用、资产管理应用、公共安全应用、能效监管应用、医学装备管理等。

（二）功能模块建议及分类

根据调研需求分析的结果及医院智慧后勤管理系统架构图，医院智慧后勤管理系统的细化功能模块如表 6-1 所示。

表 6-1 医院智慧后勤管理系统功能模块建议及分类

		物业维修管理
		停车管理
		运送管理
		保洁管理
应用服务层	后勤服务管理系统	餐饮管理
		绿化养护
		护工管理
		洗涤管理
		医废管理

续　表

应用服务层	资产管理系统	物资资产管理	
		医疗设备资产管理	
		房屋资产管理	
	基建项目管理系统	新建项目管理	
		大修项目管理	
		零星维修管理	
	应急响应及公共安全管理系统	应急响应系统	
		消防管理系统	
		安全防范管理系统	人身安全管理
			财产安全管理
			设备安全管理
	能效监管系统		
	医疗装备运行管理系统		
	其他管理系统		
集成中台层	智慧化系统集成中间件平台		
专业系统层	建筑环境基础设施系统	建筑设备管理系统	暖通空调监控
			公共照明监控
			供水监控
			排水监控
			锅炉监控
			变配电监控
			电梯监控
			其他
		医疗辅助设施系统	净化工程
			医用气体
			冷冻冷藏
			物流系统
			污水处理
			其他

专业系统层	建筑环境基础设施系统	公共安全设施系统	消防系统	
			安全防范管理系统	视频监控
				入侵和紧急报警
				出入口控制
				电子巡更
				其他
	医疗辅助智能化系统		ICU 探视系统	
			视频示教系统	
			候诊呼叫系统	
			护理呼应系统	
			实时定位系统	
			其他	
	医学装备系统			
	其他			

专业系统层依托于信息基础设施,该部分可分为建筑环境基础设施系统、医疗辅助智能化系统、医学装备系统 3 个子类。建筑环境基础设施系统包括建筑设备管理系统、医疗辅助设施系统、公共安全设施系统。建筑设备管理系统包括暖通空调、给水排水、变配电、锅炉等设备系统的监控。医疗辅助设施系统包括净化工程、医用气体、冷冻冷藏、物流系统、污水处理等系统的管理。公共安全设施系统包括安全防范管理系统和消防系统。

集成中台层包括医院智慧后勤管理系统的数据处理中心,是系统建设的关键部分,包括数据采集、数据清洗、数据存储、数据建模、数据可视化管理、数据分析、数据接口等功能。

集成中台层起到承上启下的作用,一方面对接底层各类智能化、信息化子系统,另一方面为上层应用服务层提供数据服务。

应用服务层包括后勤服务管理系统、资产管理系统、应急响应及公共安全管理系统、能效监管系统、医学装备运行管理系统以及其他公共服务系统,是面向后勤管理人员的交互应用,医院后勤管理人员通过该部分平台管理医院后勤事务。

应用服务层是基于系统中台层开发的各类应用服务,医院可以根据实际使用的需要,基于系统中台层的数据源,灵活开发、配置各类后勤管理服务应用。

二、医院智慧后勤管理系统的规划与设计

（一）总体规划

要做到基准对标，"个性"以共性为基础。医院后勤管理系统作为医院运营的关键组成部分，在探讨个性需求之前，首先需要明确标准规范要求以及业界领先的最佳实践经验。智慧医院后勤系统基准对标应至少涵盖以下两个部分内容。

1. 医院后勤系统建设标准规范对标

医院是一种特殊的建筑类型，属于关键性场所。对于医院建设国内外都有众多通用建筑标准/专项标准、医疗类建筑标准/专项标准以及各类医院评审标准。智慧医院后勤系统建设前期应针对具体建设内容对相关标准规范进行梳理，明确建设最低基准和应具备的最低功能技术要求。

上海市级医院智慧后勤管理系统建设建议参考的标准包括但不限于：

- 《医院后勤设备智能化管理系统建设技术规范》（DB 31/T 984—2016）
- 《智能建筑设计标准》（GB 50134—2015）
- 《民用建筑设计通则》（GB 50352—2015）
- 《民用建筑电气设计规范》（JGJ/T 16—2016）
- 《安全防范工程技术规范》（GB 50348—2004）
- 《视频安防监控系统工程设计规范》（GB 50395—2007）
- 《公共广播系统工程技术规范》（GB 50526—2010）
- 《会议电视会场系统工程设计规范》（GB 50635—2010）
- 《综合布线系统工程设计规范》（GB/T 50311—2016）
- 《电子计算机机房设计规范》（GB 50174—2008）
- 《建筑物电子信息系统防雷技术规范》（GB 50343—2012）
- 《综合医院建筑设计规范》（GB 51039—2014）
- 《医疗建筑电气设计规范》（JGJ 312—2013）
- 《全国医院信息化建设标准与规范（试行）》

2. 医院智慧后勤系统建设项目对标

医院智慧后勤系统建设还应借鉴已有的成熟经验和教训，针对国内外医院智慧后勤系统最佳实践进行对标，分析建设内容、建设投资、具体收益以及经验教训，为医院智慧后勤系统建设精准定位打下基础。

（二）系统顶层架构设计

在建设需求评估后，应将需求评估中达成一致理解的主要解决方案、关键场景及应用实例设计转化为可以实施落地的技术描述（包括但不限于系统组成、系统集成应用逻辑关系、系统集成信息流、关键集成应用实例、整体集成架构、子系统设计要求、造价估算等），

并始终以医院后勤管理建设愿景及应对主要挑战为目标，来设计医院智慧后勤管理系统。

传统设计由于受技术和市场的限制（不同系统、品牌的产品很难进行交互），往往只能首先确定希望采用的系统，再由设计人员针对每个系统进行设计，最后通过系统集成获取有限的交互功能。这种由下而上的设计方式往往导致系统与系统之间设计理念不一致、集成功能差强人意等问题。

系统顶层架构设计应采用场景还原和自上而下的设计理念，根据需求及规范要求，探讨各种功能的具体实现技术。这种设计方式完全以应用功能为导向，首先完成智慧医院后勤系统的顶层技术规划，包含系统组成、系统集成应用关系、系统集成信息流、整体集成架构等，实现有目的地设置系统、规划集成功能和集成方式。随着物联技术的发展和多功能智能化产品的不断涌现，传统设计理念往往导致重复的功能设置和无效的系统集成（数据、信息都集中在一起，但缺乏实际交互功能）。顶层技术规划可以很好地解决这一问题，打破系统之间的界限，不断寻找最优技术实现手段。

任何一个医院的后勤系统工程建设都需要考虑投入产出比，同时技术是在不断进步的，需求也不是一步到位的。医院智慧后勤管理系统规划设计一定要考虑这些变化因素，在完成技术规划的同时对成本造价及投资收益进行评估，区分基础同步建设内容、同步可选建设内容、后期可选追加建设内容以及未来升级、扩容空间预留等，保障医院智慧后勤管理系统建设整体规划超前、逐步实施落地、持续改进升级。

（三）新型信息通信网络架构基础层框架

1. 网络架构

新型信息通信网络架构基于 5G 广覆盖/点覆盖、智能物联网络、云计算、边缘计算实现医院内局域网和终端设备的连接以及信息的交互处理。通过 5G 网络、智能物联网络，并在医院内部署边缘计算，即可实现医院信息传输的本地分流；同时通过云计算进行信息处理，能高效满足院内设备互联、信息交互的需求，保障信息安全的同时节约骨干网带宽资源。

2. 5G

相对于 4G，5G 以一种全新的网络架构，提供高效频谱利用率以及能效，提供峰值 10 Gbps 以上的带宽、毫秒级时延和超高密度连接，实现网络性能新的跃升。5G 的关键性能指标主要包括用户体验速率、连接数密度、端到端时延、流量密度、移动性和用户峰值速率等。5G 在提升峰值速率、移动性、时延和频谱效率等传统指标的基础上，新增加用户体验速率、连接数密度、流量密度和能效 4 个关键能力指标。具体来看，5G 用户体验速率可达 100 Mbps 至 1 Gbps，可支持移动虚拟现实等极致业务体验；连接数密度可达 100 万个/平方千米，有效支持海量的医疗装备和远程医疗接入；流量密度可达 10 Mbps/平方米，支持未来千倍以上移动业务流量增长；传输时延可达毫秒量级，满足医疗控制的严苛要求。

3. 智能物联网

智能物联网（AIoT）是以物联为基础、数据创造为纽带、人工智能为驱动的新型智慧信息网络架构，主要包括连接、数据、算法、服务、平台 5 个维度的融合，连接更广，颗粒度更细，将海量的连接纳入高效智能的信息网络中。

智能物联网设备及传感器的网络连接方式应是多样的，针对不同特定场景使用不同特定的网络制式。传输方式主要分为两种：长距离无线传输和短距离无线传输。长距离无线传输方式具有传输距离长、便于安装等特点，主要有 2G/3G/4G/5G、B-TrunC、eMTC、NB-IoT、NGB-W 等传输方式。短距离无线传输方式具有微功率，便于安装等特点，主要有 Bluetooth、WIFI、ZigBee 等。

4. 云计算

云计算通过不断进步，已经不仅仅是一种分布式计算，而是分布式计算、效用计算、负载均衡、并行计算、网络存储、热备份冗杂和虚拟化等计算机技术混合演进并跃升的综合结果。在医院网络内部署云计算平台可帮助实现对硬件资源的虚拟化以及对虚拟资源、业务资源、用户资源的集中管理。自动化并简化资源调配，实现分布式动态资源优化，智能地根据应用负载进行资源的弹性伸缩，从而大大提升系统的运作效率，使 IT 资源与业务优先事务能够更好地协调。

云计算平台需要承载运行不同的行业应用业务，各个业务系统之间相互独立、互相不影响。云计算平台通过虚拟化隔离、VLAN 网络划分、安全组隔离手段保障计算、存储、管理、接入等域的安全隔离。提供包括 CPU 调度、内存、内部网络隔离和磁盘 I/O、虚拟机存储的安全隔离。提供三权分立的管理，实现系统管理员、安全管理员、安全审计员的权限制衡。

5. 边缘计算

边缘计算技术是在靠近用户的位置上提供信息技术服务环境和云计算能力，并将内容分发推送到靠近用户侧（如基站），将应用、服务和内容部署在高度分布的环境中，从而可以更好地支持 5G 网络中低时延和高宽带的业务要求。

5G 引入了控制面与转发面分离架构，转发面支持分布式部署到无线网络边缘，控制面集中部署并控制转发面，从而实现业务按需本地分流。5G 系统架构在本地路由与业务操纵、会话与服务连续性、网络能力开放、QoS 与计费等各方面给予边缘计算全面支持。

通过将物联网传感器数据上传，在智能物联网管理中台进行数据分析处理；通过 5G 网络将平台系统与监控设备以及使用者的操作终端链接，保障平台系统、监控设备及使用终端间高速、稳定地传递信息；通过云计算技术对医疗大数据进行存储、管理与分析。智慧医院后勤面临的数据采集、存储问题都可以通过新型通信技术得到解决。

（四）医疗设备及其他设施层

医疗设备及其他设施层主要涵盖医学装备系统、医疗资产管理系统、定位导航系统、智慧停车系统。

1. 医学装备系统

医学装备系统是指单独或者组合使用于人体的仪器、设备、器具、材料或者其他物品，主要为诊断设备类、治疗设备类及辅助设备类；智能化系统主要为医疗设备系统提供数据传输链路，包括各类数据网线、光纤线路、高速通信信号覆盖链路搭建和敷设等。医学装备系统宜通过软件接口集成接入智慧后勤管理平台。

2. 医疗资产管理系统

医疗资产主要是指 CT、MRI、生化分析仪、DSA 等各类诊断、治疗及辅助医疗设备。"医疗资产管理系统"运用物联网技术（RFID 识别定位），使用 RFID 标签对各类资产进行标识，利用手持数据采集终端结合医疗物联网，高效地实现对固定资产实物生命周期和使用状态的全程跟踪。"医疗资产管理系统"宜通过 Web Service、OPC、ODBC 等方式接入智慧后勤管理平台。

3. 定位导航系统

定位导航系统主要提供医院范围内的智能导航，具备线路导航、目的地导航、室内 3D 地图、定位功能切换等功能。定位导航系统通过部署在医院内部的物联网蓝牙 iBeacon 标签作为定位基础网络设施，物联网基站进行位置信息计算与蓝牙电子标签通信，使用时通过手机蓝牙定位的方式实现定位导航。定位导航系统宜通过 Web Service、OPC、ODBC 等方式接入智慧后勤管理平台。

4. 智慧停车系统

智慧停车系统包括停车场车牌识别管理系统、车位诱导与反向寻车系统两部分内容。停车场车牌识别管理系统利用高清视频车牌识别技术实现车牌数据比对，确保车辆的进出有据可查、进出可控，保障出入口的高效通行和安全管理。

5. 后勤服务系统

应用服务层的后勤服务系统设计使用对象主要为医院总务科的工作人员，主要功能包括物业维修、维保管理、巡检管理、运送管理、保洁管理、餐饮管理、绿化养护管理、护工管理、洗涤管理、医废管理等。

（1）物业维修。提供医院后勤日常报修维修管理，包括电话和移动终端报修、监控中心调度、维修进度监控、维修成本统计、满意度评价、维修绩效分析等功能。

（2）维保管理。医院后勤维保管理是指医院后勤管理部门年度制定的各类机电设备、后勤基础设施维修保障计划的管理，如空调冷水机组的保养、末端风机盘管的清洗、电梯的安全检测等内容，系统可以制作或录入年度、季度、月度的维保计划，生成相应的工作计划日程表,并记录维保的实施效果和评价建议,以供后续工作改进。

(3)巡检管理。将二维码或者 RFID 标签作为医院后勤设备设施识别标识,巡检人员通过手持移动终端扫取二维码或者 RFID,自动识别获取设备设施相关台账信息。巡检人员将现场的巡检结果通过文字或图片的形式上传至医院后勤管理平台。

(4)运送管理。包含运送申请、中央运送管理、循环运送管理、运送排班、工人绩效管理及相关的统计分析等功能。

(5)保洁管理。主要包括医院保洁计划的制定、保洁计划的执行记录、执行效果的满意度评价等内容。

(6)餐饮管理。医院后勤部门可通过移动 APP 的形式,提供线上的点餐服务。

(7)绿化养护管理。主要包括医院绿化养护计划的制定、绿化养护的执行结果记录以及执行效果的满意度评价等内容。

(8)护工管理。主要包括护工的用工申请、用工计划、用工结果以及满意度评价的记录等内容。

(9)洗涤管理。采用 RFID 标签的形式,记录衣物的科室和具体使用对象,洗涤交接时,通过 RFID 扫描设备,自动识别衣物数量、类别、来源等内容,提高洗涤管理效率。

(10)医废管理。采用智能电子秤,在科室内完成医疗垃圾的计量交接工作,管理平台记录医疗垃圾的收集时间、重量、类别、产生科室、收集人、科室确认人等信息,并可通过室内定位技术记录医疗垃圾收集车的轨迹,出入库信息通过移动端 APP 和电脑端人工录入,永久保存出库记录和痕迹,确保交接信息留存。形成年、月、日统计报表。对入库、出库等异常预警,跟进处置结果,规范医疗垃圾收集行为。

6. 资产管理系统

资产管理系统包括物资资产管理、医疗设备资产管理和医院房屋资产管理等内容。

(1)物资资产管理。该模块是对医院后勤工作中所涉及的机电设备、备品备件以及运维耗材所设计的流程管理软件,包括这些类型物资资产的采购申请、采购审批、台账管理、进出库管理、借用管理、物资盘点管理、货位管理等。

(2)医疗设备资产管理。该模块包含医疗设备台账管理、库存管理、条码或者 RFID 标签管理,以及折旧、转科、报废等功能,同时具备医疗设备的采购申请、采购审批、采购合同管理、维保合同管理、数据统计分析等功能。在此基础上,对一些移动式的医疗设备,如呼吸机、轮椅等,可以采用室内定位技术对设备进行查找和盘点管理。

(3)医院房屋资产管理。该模块包括医院房屋资产的使用申请、房屋分配、科室房屋信息变更、建筑图纸资料管理等功能。

7. 能效监管系统

能效监管系统包括医院能耗分项计量、能耗统计分析、能耗报表、用能及机电设备运行状态的智能诊断等功能。

（1）能耗分项计量。医院常用能源包括水、电、天然气、蒸汽等。医院用水计量包括市政进水总管、水箱进水管，以及各大楼层的分水管，用水计量可形成医院用水流量的拓扑图，从而实现医院水网漏水报警；医院用电计量可分为 3 个层级，即医院配电进线计量、低配间馈电柜各抽屉回路计量、楼层科室用电的计量；天然气计量主要为锅炉房和厨房用气的计量；医院蒸汽计量主要包括厨房用汽、中心供应室用汽、洗衣房用汽、生活热水用汽等。医院各类能耗的计量，应根据上海市《大型公共建筑能耗监测系统工程技术规范》的能耗计量要求进行能耗分项。

（2）能耗统计分析。系统应具备计量能耗拆分功能，可根据医院后勤管理实际的使用需求对计量能耗进行拆分，形成不同形式的能耗统计结构树，如分项能耗结构树、科室能耗结构树、机电设备系统能耗结构树，并可在能耗结构树的基础上进行同比、环比比较和每平方米能耗排序等。

（3）能耗报表。系统应具备自定义能耗报表功能，可根据医院的需求生成各类月度、年度能耗报表，供管理部门统计分析使用。

（4）用能及机电设备运行状态的智能诊断。系统应具备用能效率诊断、机电设备运行诊断等算法引擎，并能生成相应的诊断分析结果。

8. 医疗装备管理系统

（1）设备定位管理。移动医疗设备的定位管理，可采用平面图的形式，实时定位各设备的位置，并可根据设备编号进行查找。

（2）设备运行监测。大型医学装备的运行状态监测，通过配电监测，监测设备开机次数、电流情况、电能质量（如仪表具备）等。大型医学装备包括 MRI、CT、直线加速器等。

9. 应急响应及安全管理系统

应急响应及安全管理系统一般设置于医院安防监控中心，24 小时人员现场值守。作为全院安全管理和应急响应指挥调度中心，系统应具备以下的功能。

（1）系统应能够集成安防监控系统（包括视频监控、门禁控制、入侵报警、公共广播、人脸识别等）和火灾报警系统等医院安全管理相关智能化子系统。应能支持国内主流安防系统、火灾报警系统的通信协议，并可根据项目需要，作定制化的通信协议开发。

（2）系统应具备 GIS 地图报警管理功能。操作人员可以通过 GIS 查看报警位置，并可联动相关系统，进行报警追踪。

（3）系统报警应能联动视频监控系统。自动录取报警前后若干时段的视频，作为报警分析依据，方便安全事件查看。

（4）系统视频分析应具备事件追踪能力。即根据圈定的人物，自动分析其在指定时间段内的行为轨迹,方便可疑行为的查找。

（5）系统具有应急预案管理。可以根据医院具体应急预案要求（如火灾报警应急预案、突发停电应急预案、集中供氧故障应急预案、污水处理故障应急预案等），配置生成自动化的应急预案流程。

（6）系统应具备报警级别分类和报警升级功能。系统应具备定义不同紧急程度的报警功能，并在报警处理操作过程中，根据报警事件的紧急程度，升级报警级别，以做相应的应急响应处理。

（7）系统应具有报警事件统计分析功能，并能生成相应的统计分析报告。

10. BIM 运维管理系统

医院后勤信息化是一个复杂的系统，既包括现有平台的升级和整合问题，也涉及新平台的应用和集成问题。应评估 BIM 的运维管理平台应用的必要性，与现有平台结合的技术路线、成本、运行效果以及风险等问题。鉴于当前尚缺乏成熟和广泛适用的此类平台，建议委托专业单位，开展基于 BIM 的运维系统论证，采购基础平台或个性化开发。

大型平台系统的应用往往是一个系统工程，既需要软件和硬件支撑，也需要培训教育和组织支撑。应重视基于 BIM 的运维系统培训、实施方案的制订、组织和制度的配套变革等。

基于 BIM 的运维管理平台应具备以下基本功能：

（1）模型的转化、更新、操作与维护管理。

（2）运维信息集成与存储。运维 BIM 软件应建立建筑信息模型与运维信息系统的关联，集成建筑运行、维护、维修、更新、改造信息，形成建筑全生命期数据。

（3）空间分析与管理。包括空间分配、空间定位、空间统计、空间单元模型管理（如手术室、实验室、病房等）、物理空间实时监测数据呈现和空间改造分析等。

（4）设备运行的可视化监控。包括定位、展示、拓扑结构、实时监测数据呈现和报警定位等。

（5）能耗分析与管理。包括不同维度的能耗统计分析、能耗监控与预警、设备的智能调节方案及实现。能耗的预测及能耗使用方案优化，各类报告定制、生成与展现等。

（6）安防与消防管理。应对安防与消防信息进行分级权限管理，只有授权的用户能够从模型中调取安防与消防信息，保障医院内人员隐私。运维 BIM 软件不应代替原有的安防和消防系统，应是对原有系统的提升和补充。模型在安防与消防管理中应用宜融入医院安防管理和后勤管理体系。

11. 物流系统

根据医院建筑结构特征，在医院内建设自动化的物流轨道或管道输送设备，设备连

通院内的各个后勤科室和业务科室,可将药品或其他后勤物资通过物流系统在医院内部进行全院或区域内自动化的传输和搬运,节省人力,提高物资的搬运效率。

(1)中型箱式物流系统。在后勤和业务科室安装配置智能交互站点,功能类型上分主发型站点和主收型站点两类。中间通过辊筒输送线、皮带爬坡机和横向移栽设备组成水平分拣系统,垂直方向通过垂直高速多箱位分拣设备连通上下楼层,通过设备控制调度系统控制物品承载箱在水平和垂直方向的运动,实现全院物资的自动化输送。设备调度和运维系统应具有以下基本功能:

① 路径的分配和计算。根据起始科室和设备状态,系统自动分配最优的行进路径。

② 与设备信号的交互。可将调度信号发送给设备,同时接收设备的运行状态和任务执行情况。

③ 任务数据的查询。可通过系统查询物品承载箱在设备上的运行情况、到达情况、当前位置。

④ 业务数据报表。可分析统计各个发送科室和接收科室的数据统计情况,进行流量分析。

⑤ 设备的可视化监控。可通过系统监控设备的运行状态、故障情况,提供精准的故障文字提示。

⑥ 设备运行情况分析报表。统计分析设备运行情况、故障统计情况,生成设备维护计划表,生成备件采购建议表。

(2)机器人物流仓储系统。在医院内部部署适应各种业务场景的物流机器人,对局部或区域内的后勤物资进行仓储或者物流输送,一般常见的机器人有如下几类:

① 封闭式搬运机器人。采用激光加 3D 视觉导航模式,可实现自主路径规划和自动避障,共用人流通道,对医院局域内的物资进行平层或借助电梯实现跨楼层的运输,一般应用于检验标本、手术器械、药品等运输。

② 箱式接驳机器人。采用激光加 3D 视觉导航模式,可实现自主路径规划和自动避障,采用周转箱为载体容器,可以实现与中型物流系统或其他物流设备的无缝自动化对接,实现柔性化的接驳搬运。

③ 二维码仓储机器人。通过二维码定位导航技术,集多机器人动态仓储布局优化、多维度物资订单优化执行于一体,能够与医院 HIS 系统实现对接,提高了院内仓储效率,节省空间,实现仓储精益化管理。

④ 多层箱式分拣机器人。通过二维码定位导航技术实现机器人自主行走,机器人通过机械手实现料箱抓取和存储,一次抓取和输送的料箱数可达 5 个,可与中型物流系统或其他物流设备实现无人自动对接。

⑤ 被服收集清点机器人。可对院内的污衣被服进行自动收集、搬运、清点工作,可

与气力式或重力式被服收集管道对接，RFID 类别和数量自动清点，自动搬运到站。后台运维系统功能应包括：与管道投递设备的信息对接，RFID 清点模块，清点数据报表，清点单据打印，数据上传模块。

⑥ 医废收集机器人。利用自动化的拖运机器人对院内各个病区科室的医疗废弃物进行收集、统计、预警工作，医废机器人平台包括院内医废收集系统、医废信息管理平台、移动端 APP 查询三大部分。

机器人物流管理运维系统应包括以下功能：

① 具有一个接收上位业务数据的接口，用于接收业务系统的数据，可以对接口数据进行查看和修改，并将执行情况返回给业务系统。

② 具有将业务系统的任务数据转换成机器人可识别的数据信息并发送给机器人的功能。

③ 设备运行的可视化监控，包括机器人定位、运行轨迹、设备状态、报警定位、故障提示。

（3）轨道小车系统。在医院内根据建筑环境、布置水平和垂直轨道，在不占用地面空间的情况下实现实时水平和垂直方向传输。医用轨道小车物流传输系统主要由智能化运载小车、智能化站点、轨道网络、转轨器、区域控制器、系统监控中心、供电系统、空车存储区、防火窗、防风门等组成。其功能如下：

① 系统监控可图形化显示整个系统运行状况，可实时监控整个系统的运转状态。

② 可记录所有收发送记录，做出统计数据；可实时打印或存储打印，有各种报表和统计等功能。

③ 具有自动报警功能并可显示区域及故障代码，若某一车站、换向器、隔离门有故障，可关闭此设备，不影响整个系统的运行。

④ 可实现故障分析查询功能。

⑤ 可与医院局域网连接，具有远程在线故障诊断功能。

（4）气动物流系统。气动物流系统是一个构建封闭管道网络，以空气压缩机及压缩空气为动力、运送瓶为载体的院内自动化物流系统，可让不同站点的使用者通过运送瓶将物品发至目标站点。其功能如下：

① 系统监控可图形化显示整个系统运行状况，可实时监控部件的运转状态。

② 可记录所有接收发送记录，并可以形成统计数据，以图表等方式显示。

③ 具备异常自动报警功能并可定位具体部件。

④ 可实现故障分析查询功能。

12. 统一用户身份管理

医院后勤管理系统应具有统一用户身份管理功能，可定义不同的管理角色。不同的用户根据分配的不同权限和角色功能,从统一的门户登录界面登录系统,进入用户特定的管理功能界面。

系统用户角色可以分为管理员用户、操作员用户、浏览用户、自定义用户等。

(1)管理员用户。具有最高的管理权限,可以操作系统所有的功能,并可增删改其他各类用户角色。

(2)操作员用户。可以浏览所有的系统界面,同时可以操作具有控制功能的系统界面,具备数据的导出功能权限。

(3)浏览用户。只能浏览和查看管理员授权的系统功能界面。

(4)自定义用户。根据医院后勤管理实际使用需要,自定义组合的系统用户角色。

三、医院智慧后勤管理系统运维评价

(一)医院内部评价

可以采用现场抽样核查法结合数据指标客观评价法进行单个医院内部对于医院智慧后勤管理系统的运维水准评价。

1. 现场抽样核查法

医院内组建临时核查小组,在一定周期内进行集中的系统应用数据核查,现场检查系统内运行数据情况,提供部分线下证据佐证。主要检查点包括:

① 系统数据采集、填写的覆盖率。

② 系统填报类数据的时效性。

③ 采集和填写数据的质量(准确性、完整性、合规性)。

④ 相关用户对于系统操作的熟练程度。

⑤ 周期内用户对于系统持续改进所提出的建议及落实情况。

⑥ 周期内系统本身运维实施的记录和问题跟踪情况。

现场抽样核查法主要用于评估系统现场应用的质量,同时还可以定期配套开展抽样性的后勤相关满意度的调研,针对院内职工及服务的患者对象,来主观评估后勤服务质量。

2. 数据指标客观评价法

通过医院智慧后勤系统自身增加特定的数据分析评估功能,实现基于系统数据的特定分析,并进行客观的量化评价。具体可以评价的维度包括:

① 智能数据采集点位的在线率、故障率。

② 智能采集点位的数据连续完整率。

③ 智能采集点位的各系统的覆盖率。

④ **系统相关核心设备的宕机次数和累计时间。**

关于系统运行结果的数据,可以从安全、成本、效率三大维度设计,例如:智慧管理对象的设备宕机累计时间、维修成本;后勤服务的时效性数据;后勤服务的人力及物资成本;后勤运营异常事件发生次数。

(二)上海市级医院间评价

上海市级医院间的评价,需要建立一套相对能通过客观数据进行分析评价的指标体系,这些评价指标需要遵循可采集、可量化、可对比的基本准则。同时这些指标将主要聚焦在相关结果性指标而非过程性指标,主要关注医院智慧后勤建设后的相关运营结果性绩效指标。

通过横向对比多家医院的结果性指标,评估实际当中医院智慧后勤是否给医院后勤运行管理带来了提升。

评估指标从导向上来说围绕着医院后勤的核心目标,即"安全、成本、效率"。然后按管理层级分层展开设计,既需要有宏观层面的结果评估指标,也需要包括具体后勤服务业务的结果指标。同时在指标设计上还需要考虑去规模化处理,确保在不同体量和类型的市级医院间能开展对比衡量(例如平均面积类、平均服务量类或平均人数类结果指标)。

在评估指标的目标设定上也需要采用动态评估的方式开展,并不是设定一个绝对性的目标,而是需要根据总体行业发展水平和环境基础设定相对目标值(例如数据结果的相对排名或提升的浮动比例等)。

基于市级医院分平台的海量信息,申康中心总平台将建立指标体系和分析模型,形成两大"管理工具箱",即申康中心层面"决策管理工具箱"和市级医院层面"对标管理工具箱"。

总平台将为申康中心的管理工作提供数据化决策依据,提高宏观管理效率和针对性。通过指标采集与分析,及时准确获取医院空间、设备、能耗、成本、运维及服务质量等各类业务评价数据,通过量化指标分析来辅助申康中心层面的医院管理决策,包括项目立项必要性评估、项目预算合理性评估、后勤专项重点工作规划等。

总平台的指标体系立足于申康中心层面,严抓医院后勤管理工作重点,采集医院后勤运营管理关键指标,如成本指标、运行效率指标、服务满意度指标等。数据涵盖家底概览、能耗管理、运行保障、服务效率、安全运行五大维度指标,结果性指标数量总计96个。

1. 家底概览

家底概览包括反映空间、设备和人员3大资源的指标(表6-2),分为基础性指标(如土地面积)和计算性指标(如床均建筑面积)。

该维度指标有以下功能:建立基础数据库,掌握市级医院关于空间、设备和后勤人员的客观情况;形成去规模化基数,为其他各类计算指标提供了去规模化的计算依据;形成医院资源配置合理性评价,评估医院现有空间利用、通用设备及人员配置合理性程度。

表 6‑2　"家底概览"具体指标数据定义

指标大类	指标名称	指标类型	计算方式
建筑情况	实际车位数(地上)	基础性指标	—
	实际车位数(地下)	基础性指标	—
	批复车位数	基础性指标	—
	停车位实际与批复配比	计算性指标	实际车位数/批复车位数
	医院土地面积	基础性指标	—
	医院永久性建筑面积	计算性指标	求和各楼宇(永久产证)内的建筑面积
	医院临时建筑面积	计算性指标	求和各楼宇(临时产证)内的建筑面积
	医院无证建筑面积	计算性指标	求和各楼宇(无证)内的建筑面积
	医院容积率	基础性指标	—
	医院批复绿化率	基础性指标	—
	医院实际绿化率	基础性指标	—
	床均建筑面积	计算性指标	建筑面积/核定床位数
	按结构形式分类医院建筑面积	计算性指标	按剪力墙结构、框架结构、砖木结构、砖混结构、钢结构、其他划分建筑面积(各楼宇内数据求和)
	按建筑年限分类医院建筑面积	计算性指标	按 10 年单位
	医院各类用房面积	计算性指标	按建筑用途分为门诊、急诊、住院、医技、保障、行政、科研、教育、生活、车库、其他用房(各楼宇、楼层面积数据求和)
	Ⅰ级手术室(手术区空气洁净度为百级)数量	基础性指标	—
	Ⅱ级手术室(手术区空气洁净度为千级)数量	基础性指标	—

指标大类	指 标 名 称	指标类型	计 算 方 式
建筑情况	Ⅲ级手术室(手术区空气洁净度为万级)数量	基础性指标	—
	Ⅳ级手术室(手术区空气洁净度为30万级)数量	基础性指标	—
	其中:导管室数量	基础性指标	—
	其中:复合(杂交)手术室数量	基础性指标	—
	床均占地面积	计算性指标	土地面积/核定床位数
设备情况	电梯总数量	基础性指标	求和电梯数量
	锅炉数量	基础性指标	求和锅炉数量
	液氧罐数量	基础性指标	求和氧气罐数量
	压缩空气设备数量	基础性指标	求和压缩空气设备数量
	吸引设备数量	基础性指标	求和吸引设备数量
	空调设备总制冷量	基础性指标	分类求和:水冷机组、风冷热泵机组、多联式机组制冷量(千卡、美制冷吨、千瓦)
	电梯平均使用年限	计算性指标	按设备大类划分后的设备平均使用年数
	锅炉平均使用年限	计算性指标	按设备大类划分后的设备平均使用年数
	液氧罐平均使用年限	计算性指标	按设备大类划分后的设备平均使用年数
	压缩空气设备平均使用年限	计算性指标	按设备大类划分后的设备平均使用年数
	吸引设备平均使用年限	计算性指标	按设备大类划分后的设备平均使用年数
	空调设备平均使用年限	计算性指标	按设备大类划分后的设备平均使用年数
	分类电梯数量	基础性指标	按垂梯、扶梯、物梯划分计算数量
	分使用年限电梯数量	基础性指标	—
	分品牌电梯数量	基础性指标	按不同品牌划分计算数量
	分类锅炉数量	基础性指标	按燃气锅炉、燃油锅炉、电锅炉、其他类型锅炉划分计算锅炉数量
	分使用年限锅炉数量	基础性指标	—

指标大类	指 标 名 称	指标类型	计 算 方 式
设备情况	分吨位锅炉数量	基础性指标	—
	分品牌锅炉数量	基础性指标	按不同品牌划分计算数量
	分品牌液氧罐数量	基础性指标	按不同品牌划分计算数量
	分使用年限液氧罐数量	基础性指标	—
	分体积液氧罐数量	基础性指标	—
	分品牌压缩空气设备数量	基础性指标	按不同品牌划分计算数量
	分使用年限压缩空气设备数量	基础性指标	—
	分品牌吸引设备数量	基础性指标	按不同品牌划分计算数量
	分使用年限吸引设备数量	基础性指标	—
	分品牌空调制冷量	基础性指标	按不同品牌划分计算制冷量
人员情况	5类服务人员总数量	计算性指标	包括保洁、餐饮、运维、运送、安防服务人员
	保洁外包服务人数	基础性指标	—
	餐饮外包服务人数	基础性指标	—
	运维外包服务人数	基础性指标	—
	运送外包服务人数	基础性指标	—
	安防外包服务人数	基础性指标	—
	保洁自有服务人数	基础性指标	—
	餐饮自有服务人数	基础性指标	—
	运维自有服务人数	基础性指标	—
	运送自有服务人数	基础性指标	—
	安防自有服务人数	基础性指标	—

注：实际按当年申康中心定义发布的数据指标执行，但至少包含以上表格内数据指标；"—"表示不涉及计算方式或采取默认计算方式。下同。

2. 能耗管理

能耗管理包括反映医院能源消耗情况的指标（表6-3），分为基础性指标（如电费）和计算性指标（如单位面积综合能耗量）。

该维度指标有以下功能：反映市级医院总用能水平，包括用能的数量及成本费用；反映去规模化的用能效率，包括与建筑面积的比值、与业务量的比值；实现多维度能耗管理水平评估，包括按时间、医院类别等对比分析与对标评价。

表 6-3　能耗管理具体指标数据定义

指标大类	指 标 名 称	指标类型	计 算 方 式
费用指标	水费	基础性指标	—
	电费	基础性指标	—
	用气费	基础性指标	—
	能耗总费用	计算性指标	水费＋电费＋燃气费
	单位面积能耗总费用	计算性指标	月度能耗总费用/建筑面积
	综合服务量能耗总费用	计算性指标	月度能耗总费用/月综合服务量
	单位面积用电费用	计算性指标	月度用电账单费用/建筑面积
	单位面积用水费用	计算性指标	月度用水账单费用/建筑面积
	单位面积用气费用	计算性指标	月度用气账单费用/建筑面积
	综合服务量用电费用	计算性指标	月度用电账单费用/月综合服务量
	综合服务量用水费用	计算性指标	月度用水账单费用/月综合服务量
	综合服务量用气费用	计算性指标	月度用气账单费用/月综合服务量
用量指标	总用水量	基础性指标	—
	总用电量	基础性指标	—
	总用气量	基础性指标	—
	总消耗综合能耗	计算性指标	月按标煤计算电、气的综合能耗
	单位面积综合能耗	计算性指标	月按标煤计算电、气的综合能耗/建筑面积
	单位面积用电量	计算性指标	月度用电量/建筑面积
	单位面积用水量	计算性指标	月度用水量/建筑面积
	单位面积用气量	计算性指标	月度用气量/建筑面积
	单位服务量综合能耗	计算性指标	月按标煤计算电、气的综合能耗/月综合服务量

指标大类	指标名称	指标类型	计算方式
用量指标	单位服务量用电量	计算性指标	月度用电量/月综合服务量
	单位服务量用水量	计算性指标	月度用水量/月综合服务量
	单位服务量用气量	计算性指标	月度用气量/月综合服务量
	用气量和用电量对比(吨标煤)	计算性指标	月度用气量(吨标煤)/月度用电量(吨标煤)

注:实际按当年申康中心定义发布的数据指标执行,但至少包含以上表格内数据指标。

3. 运行保障

运行保障包括反映医院基础设备运维质量、效率及平台本身使用质量的指标,共有8个指标,其中计算性指标8个(如单位面积报修量),无基础性指标。

4. 服务效率

服务效率包括反映医院后勤服务质量及成本的指标(表6-4),分为基础性指标(如后勤人力成本)和计算性指标(如各类服务满意度)。

该维度指标有以下功能:评估后勤服务满意度,从保洁、餐饮、运送、运维、安保5个主要服务维度获取客户评价结论,发现服务薄弱环节;评估后勤服务投入产出效率,从人员、物料、运维3个部分成本情况,分析其后勤服务投入产出效率。

表6-4　服务效率具体指标数据定义

指标大类	指标名称	指标类型	计算方式
后勤服务满意度	后勤服务总满意度	计算性指标	满意度调查数据汇总
	保洁服务满意度	计算性指标	满意度调查数据汇总
	运送服务满意度	计算性指标	满意度调查数据汇总
	餐饮服务满意度	计算性指标	满意度调查数据汇总
	设备运维满意度	计算性指标	满意度调查数据汇总
	安保服务满意度	计算性指标	满意度调查数据汇总
单位服务量成本	综合服务量后勤总成本	计算性指标	申报月度后勤总成本/月综合服务量
	综合服务量后勤人力成本	计算性指标	申报月度后勤人力成本/月综合服务量
	综合服务量后勤物料成本	计算性指标	申报月度后勤物料成本/月综合服务量
	综合服务量后勤运维成本	计算性指标	月度后勤运维成本/月综合服务量

指标大类	指 标 名 称	指标类型	计 算 方 式
后勤总成本	后勤总成本	计算性指标	后勤人力成本＋后勤物料成本＋后勤运维成本
	后勤人力总成本	基础性指标	申报月度后勤人力成本
	后勤物料总成本	基础性指标	申报月度后勤物料成本
	运维总成本	基础性指标	申报月度后勤运维成本
	外包费占总成本的比例	计算性指标	后勤外包费用/(后勤人力成本＋后勤物料成本＋后勤运维成本)
单位面积成本	单位面积后勤总成本	计算性指标	申报月度后勤总成本/建筑面积
	单位面积后勤人力成本	计算性指标	申报月度后勤人力成本/建筑面积
	单位面积后勤物料成本	计算性指标	申报月度后勤物料成本/建筑面积
	单位面积设备运维成本	计算性指标	月度后勤运维成本/建筑面积

注：实际按当年申康中心定义发布的数据指标执行,但至少包含以上表格内数据指标。

5. 安全运行

安全运行包括反映医院设备安全运行水平及安防管控水平的指标(表6-5),分为基础性指标(如视频监控点位数)、计算性指标(如通用设备预警比例)等。

该维度指标有以下功能：评估重要设备的安全运行水平,通过对医院重要通用设备的智能点位数据进行监测,发现安全异常数据;评估设备预警的处置水平,通过评估预警问题处置周期来评价各家医院对于设备预警的处置能力和设备安全运行的关注度;评估安防管控资源投入水平,通过对安防视频监控点位的相关数据分析,评估其安防覆盖情况和合理性。

表 6-5　安全运行具体指标数据定义

指标大类	指 标 名 称	指标类型	计 算 方 式
设备预警管控	智能监测点位总数	基础性指标	求和所有监测点位数量
	通用设备预警平均处置周期	计算性指标	预警处置完成时间-预警发出时间
	通用设备预警比例	计算性指标	月预警点位次数/总的安全监测点位数量

指标大类	指标名称	指标类型	计算方式
安防系统管控	数字监控点位数量	基础指标	统计数字监控点位数量
	模拟监控点位数量	基础指标	统计模拟监控点位数量
	报警点位数量	基础指标	统计报警点位数量
	单位面积监控和报警点位数量	计算性指标	(数字监控点位数量＋模拟监控点位数量＋报警点位数量)/院区建筑面积
	数字监控设备在线率	计算性指标	数字在线监控设备数量/数字监控设备总数
	报警点位接入安防管理平台比例	计算性指标	报警点位接入安防管理平台点位数/报警点位数量
	接入医警联网系统的摄像头比例	计算性指标	接入医警联网系统的摄像头数量/数字监控点位数量
	监控录像平均时长	基础指标	磁盘总有效容量/(码率单秒带宽＊摄像头数量)/3 600/24
	安防设备故障数量	计算性指标	统计周期内各类型安防设备故障数量
	安防设备故障率	计算性指标	周期内发生过故障的设备数量/设备总数

注:实际按当年申康中心定义发布的数据指标执行,但至少包含以上表格内数据指标。

　　申康中心后勤运维总平台相关数据的上报,需要按数据标准要求进行数据准备和汇总上报,具体要求做到以下几点:按时上报数据,每月5日之前上报上月度数据(能源账单可以根据实际获取时间延后);每年1月15日之前上报上一年度数据;线下采集获取的数据,需要包括原始数据的记录(例如能源账单、统计报表等),以备后续数据核查。

　　为确保数据上报的质量和时效性,各医院后勤保障部门需要由处长(科长)牵头组建平台运行管理小组,开展季度汇总,查看相关指标数据计算情况,针对异常数据进行挖掘分析,发现是否存在应用问题。同时需要配备至少1位专职平台管理员负责平台日常运维管理,组织协调数据收集上报工作。依据申康中心总平台要求,要按时进行数据收集、系统上报工作。

主要参考文献

［1］谭金京,江佳蔚.现代医院后勤通用设备管理标准化研究[J].大众标准化,2021(17)：237－239.

［2］李瑾,聂天.现代医院后勤管理体系的建设实践和应用研究[J].中国医药导报,2021,18(25)：158－161.

［3］汪一灵.现代医院后勤管理体制的模式分析[J].中国产经,2020(21)：129－130.

［4］刘钦.标准操作规程在现代医院后勤管理中的应用[J].中西医结合心血管病电子杂志,2020,8(25)：193－194.

［5］张文利,刘连元,宋晓安.现代医院后勤管理模式创新探索与实践[J].中国医院,2020,24(8)：68－70.

［6］张刚.研究型医院现代后勤管理体系的战略思考[J].中国研究型医院,2020,7(3)：10－12.

［7］贾艳丽.现代医院后勤精细化管理的应用探析[J].知识经济,2020(15)：8－9.

［8］朱银超,邱鹏,阮平巧.现代医院后勤管理体制的构建思路[J].中医药管理杂志,2019,27(24)：184－185.

［9］丁卫芳.现代医院后勤精细化管理的应用探析[J].管理观察,2019(23)：185－186.

［10］刘子群.对建立现代医院后勤管理体制模式的探讨[J].大众科技,2019,21(6)：192－194.

［11］赖震.现代医院管理中后勤管理创新实践[J].江苏卫生事业管理,2018,29(6)：681－683.

［12］石古泉,李伟琳,任凌,等.医院后勤管理信息化水平的提高策略分析[J].网络安全技术与应用,2023(4)：138－139.

［13］杨葛亮,冯国栋.新冠病毒奥密克戎变异株流行下的方舱医院后勤管理探索[J].江苏卫生事业管理,2023,34(3)：385－388.

［14］刘鹏,王岚.疫情背景下医院后勤第三方人员"气泡式"人本管理研究[J].中国医院建筑与装备,2023,24(3)：59－63.

［15］赵杨洋.疫情背景下智慧食堂在现代医院后勤管理中的应用[J].现代医院,2023,23(2)：284－286,290.

［16］李文军.医院后勤工作精细化管理思考[J].中国管理信息化,2023,26(4)：204－206.

［17］谢飞.智慧医院后勤数字化管理实践与分析[J].信息系统工程,2022(12)：19－22.

［18］魏泽元,杨杰.做好后勤保障助力人民健康——中国医学科学院阜外医院后勤管理工作创新与实践[J].中国医院建筑与装备,2022,23(12)：60－66.

［19］孙烨柯,许志远,徐云华,等.静态管理下非定点医院后勤管理实践探索与思考[J].中国医院管理,2022,42(12)：99－101.

［20］于佳永.浅析财务监督对医院后勤物资管理的重要性[J].质量与市场,2022(22)：22－24.

［21］陈新刚,赵阳,雍昕,等.医院后勤管理问题与对策浅析[J].国企管理,2022(21)：88－89.

［22］项武.浅谈精细化管理在医院后勤设备管理中的运用途径[J].中国设备工程,2022(17)：88－90.

［23］陈思婷,吕秋璇.同济医院后勤管理信息系统建设[J].中国新通信,2022,24(16)：92－94.

［24］罗进,李运海.医院后勤管理智慧化转型思考[J].中国物业管理,2022(8)：106－107.

［25］徐亮.医院后勤精细化管理工作的策略分析[J].质量与市场,2022(14)：190－192.

［26］牛牧青,郭怀远,武航,等.服务质量提升导向的公立医院后勤管理体系优化研究[J].内江科技,

2022,43(12)：1-2,16.

[27] 李杏,闫晓丽.以降本提质增效为导向的医院后勤质量控制管理实践研究[J].中国总会计师,2022(6)：101-103.

[28] 孙倩,陈美芬,韦铁民.公立医院行政后勤部门绩效分配的实践与思考——以浙江省L公立医院为例[J].现代医院,2022,22(11)：1734-1737.

[29] 徐乐,贺俊琇,任林琇.沪宁4家三级甲等公立医院后勤员工工作满意度及其影响因素[J].中国卫生资源,2021,24(5)：592-596.

[30] 余平,祝芳芳,戴智敏.公立医院后勤外包风险控制策略研究——从医院内部审计的角度[J].卫生经济研究,2021,38(9)：77-79.

[31] 杨彬,王涛.新时期医院后勤社会化管理模式存在问题与发展对策[J].江苏卫生事业管理,2020,31(12)：1631-1634.

[32] 吴晓红.WH医院构建公立医院后勤班组绩效二次分配模式实践探索[J].中国医院,2020,24(5)：71-73.

[33] 朱晞,商继华,王高仁,等.医院文化促进后勤支持保障系统规范化建设的社会责任[J].中国卫生产业,2019,16(12)：196-198.

[34] 杨沅霖,傅宏佳,李松阳.四川某地三级公立妇幼专科医院后勤管理现状调查研究[J].科学与信息化,2023(3)：171-174.

[35] 严玉朋,孔丽丽,陈志杰,等.大型公立医院后勤外包服务质量监管与持续改进体系研究[J].现代医院,2023,23(3)：407-409.

[36] 陈燕.如何利用智能化后勤管理实现医院节能降碳减成本的探讨[J].乡镇企业导报,2023(3)：73-75.

[37] 丁姝,鲁超.综合性公立医院后勤精细化管理研究及其发展趋势[J].安徽医专学报,2023,22(1)：1-4.

[38] 包伟明.加强医院安全生产管理实践的探讨[J].中国医院建筑与装备,2014(12)：95-96.

[39] 韩友岗.医院安全生产管理的举措研究——基于吉林大学第二医院安全生产工作实践[J].吉林劳动保护,2016(3)：24.

[40] 盛文翔,董宇欣,梁朝金,等.大型公立医院后勤服务管理改革实践——以"六化"为核心[J].卫生经济研究,2023,40(7)：82-85.

[41] 李杏,赵亮,闫晓丽,等.基于BIM数字孪生技术的医院后勤成本智慧化管理探索[J].中国总会计师,2023(6)：108-111.

[42] 吕雯倩,陆辰铭,张令,等.医院后勤特种设备的标准化及信息智能化管理探讨[J].中国设备工程,2023(S1)：47-49.

[43] 李风.建筑安全与防灾减灾[M].北京：中国建筑工业出版社,2018.

[44] 郑端文.消防安全管理[M].北京：化学工业出版社,2019.

[45] 黄洁夫,薛晓林,陈建平,高解春.中国医院协会医院管理指南[M].北京：人民卫生出版社,2018.

[46] 刘杰男.医院高层病房楼消防安全管理的对策与措施[J].管理观察,2017(14)：166-167.

[47] 董寅炜.网格化管理在医院消防安全管理中的应用及思考[J].消防界（电子版）,2022,8(11)：101-103.

[48] 洪洋,周一思,李凯.网格化管理在医院消防安全管理中的应用及思考[J].中国医药导报,2020,17(32)：188-192.

[49] 倪勇.公立综合性医院消防安全管理探究[J].今日消防,2020,5(8):76-77.

[50] 张勃,王志东.新时期医院消防安全管理现状及应对措施探究[J].新西部,2020(17):68,48.

[51] 高宝全.安全保卫工作的机制创新研究[J].价值工程,2020,31(16):254.

[52] 卢春,杨毅,狄钾骐,等.医院安全保卫工作社会化模式探讨[J].大众科技,2020(11):143-144.

[53] 卢仕建.医院安全保卫工作社会化后的几点思考[J].现代医院,2019(6):45-46.

[54] 叶炯贤,王永剑,刘颜,等.医院后勤服务社会化的危机与风险管理[J].中华医院管理杂志,2006,22(5):345-346.

[55] 毛炳飞.新医改形式下推进公立医院后勤服务社会化改革的分析与探讨[J].人力资源管理,2018(7):153-154.

[56] 翟晓玲.浅析医院后勤管理的问题及解决途径[J].江苏卫生事业管理,2015,26(1):137-138.

[57] 李常生.医院后勤管理的问题及解决途径[J].中国卫生标准管理,2016,7(17):17-18.

[58] 陆辰铭,吴锦华,夏培勇,等.医院后勤信息化管理的现状与发展[J].中国卫生产业,2018,15(14):154-155.

[59] 唐凯.医院后勤服务管理社会化现状和发展趋势分析[J].科技视界,2017(19):183-184.

[60] 张昱.浅谈医院后勤社会化服务存在的问题及应对措施[J].中国市场,2021(10):100-101.

[61] 樊豫宁.探析如何加强医院食堂财务管理[J].现代商业,2010(35):234-235.

[62] 胡文慧.公立医院职工食堂管理及成本控制探讨[J].行政事业资产与财务,2020(18):37-38.

[63] 古卫平.浅谈如何加强医院食堂经营管理[J].经营者,2017,31(3):40.

[64] 傅小英.浅析加强医院卫生材料的财务管理与控制[J].行政事业资产与财务,2014(35):87-88.

[65] 张晓萍,李平,曹龙华.浅谈如何加强医院食堂经营[J].科学养生,2019,22(10):299.

[66] 毛梅芳.公立医院被服洗涤社会化管理[J].探索带,2018(12):255-257.

[67] 曾滨.如何破解大医院停车"老大难"[N].云南日报,2017-8-24(9).

[68] 刘昕璐.上海将增建立体停车位政府社会资本合作解决停车难[N].青年报,2018-10-11.

[69] 吴涛,晏克非.停车需求管理的机理研究[J].城市规划,2002(10):85-88.

[70] 易汉文,托马斯·E·莫里纳兹.城市用地开发交通影响分析的模式与模型[J].城市交通,2004(1):56-62.

[71] 梁颖,刘劲夫.城市停车问题对策研究[J].道路交通与安全,2004(1):9-14.

[72] 胡明伟.交叉口车辆到达统计分布的实证研究[J].道路交通与安全,2009,9(2):10-15.

[73] 陈峻,王炜,晏克非.城市停车设施需求预测研究[J].东南大学学报,1999(S1):121-126.

[74] 宋玉娇.企业固定资产管理风险分析与控制探究[J].商讯,2019(35):121,123.

[75] 王永辉.企业资产管理应用过程中遇到的问题及对策探究[J].财会学习,2020(1):175-177.

[76] 潘红英.浅谈企业资产管理过程中存在的问题及对策[J].全国流通经济,2019(22):91-92.

[77] 刘帆.浅析企业固定资产管理的问题与对策[J].现代营销(下旬刊),2019(6):152-153.

[78] 张新凯,金广予,李晶慧,等.上海市市级医院医疗设备统一编码标准化研究[J].中国标准化,2024(7):137-142.

[79] 黄晓洁.医院固定资产管理风险分析与控制[J].中国乡镇企业会计,2021(5):112-113.

[80] 钟虹虹.加强医院节能降耗管理的实践与体会[J].中国医药导报,2009,6(19):182-183.

[81] 赵光海,张传友.医院加强后勤管理、促进节能降耗的途径浅议[J].中国医疗前沿,2009,4(16):130,126.

[82] 周爱军.浅谈医院对节能降耗减排增效管理的探索[J].中国医药指南,2008(21):193-195.

[83] 王萍.医院节能降耗工作措施的探索[J].中国医药指南,2011,9(4):168.

［84］郑虹岚，於晓芳.医院节能降耗的有效措施［J］.江苏卫生事业管理，2019，30（10）：1312－1314.

［85］覃学军.医院后勤保障模式与成本控制探究［J］.中国卫生标准管理，2019，10（3）：14－15.

［86］World Health Organization. Health in 2015：From MDGs，Millennium Development Goals，to SDGs，Sustainable Development Goals［M］. Geneva：WHO Press，2016.

［87］张为.苏北人民医院在创建绿色医院方面的探索和实践［J］.中国医院建筑与装备，2013，14（10）：85－86.

［88］Wang T，Li X，Liao P-C，et al. Building energy efficiency for public hospitals and healthcare facilities in China：Barriers and drivers［J］. Energy，2016，103：588－597.

［89］Coccagna M，Cesari S，Valdiserri P，et al. Energy consumption in hospital buildings：Functional and morphological evaluations of six case studies［J］. Int J of Environ Sci，2017，2.

［90］蔡勇，吴建良，刘亚林.医院节能减排的实践探索［J］.卫生经济研究，2009（11）：37.

［91］张付正.医院节能减排的现状与对策［J］.现代经济：现代物业（中旬刊），2011（8）：96－98.

［92］Altomonte S，Schiavon S，Kent M G，et al. Indoor environmental quality and occupant satisfaction in green-certified buildings［J］. Building Res Inform，2019，47（3）：255－274.

［93］徐俊.医院大型建筑施工中全面项目管理的探讨［J］.建筑监督检测与造价，2012，5（3）：58－60，64.

［94］郭伟斌，郭锡坤.医院设备管理系统的设计与实现［J］.医疗技术研究与服务，2018（6）：78－79.

［95］张鑫，茅建华，周剑锋.军队某医院发展的几点思考［J］.中国医院医药，2019（5）：56－57.

［96］张颖，王艳霞.关于我国医院设备管理系统的设计与实现［J］.建筑工程装饰装修，2018（12）：45－46.

［97］郭伟斌，郭锡坤.医院设备管理系统的设计与实现［J］.电脑编程技巧与维护，2010（6）：75－78，95.

［98］朱萌.创建一站式医院后勤管理服务模式的探索［J］.中国医药导报，2016，13（19）：152－155.

［99］朱淑梅，赵丹惠.我国大型医院后勤信息化管理的现状和发展趋势［J］.中国医院管理，2018，38（9）：71－73.

［100］孙鹏，吴永仁，管德赛，等.信息化平台助力后勤设备精细化管理［J］.中国卫生质量管理，2021，28（5）：89－91.

［101］祁鹏程，郭磊，沈崇德.医院后勤特种设备的标准化及信息智能化管理［J］.中国研究型医院，2021，8（3）：13－17.

［102］沈崇德.医院智慧后勤规划策略研究［J］.中国卫生信息管理杂志，2021，18（2）：175－179.

［103］廉洪波.电力工程的施工流程及安全管理策略探析［J］.产业创新研究，2020，41（12）：141－142.

［104］郭庆.电力工程的施工流程及安全管理策略分析［J］.决策探索（中），2020（2）：14.

［105］邓锋华.电力工程项目施工安全管理加强策略分析［J］.山东工业技术，2016（24）：182.

［106］王雪峰.电力工程施工安全管理与施工质量管控策略分析［J］.中国新技术新产品，2014（8）：47－48.

［107］马廷栋.如何管控电力工程施工现场的安全管理和措施［J］.山东工业技术，2016（22）：77.

［108］王孔耀.电力工程现场安全多级管控［J］.科技展望，2015，25（27），81，83.

［109］蒋乃军.空气传播的传染病负压隔离病房设计要点［J］.洁净与空调技术，2018（5）：66－67.

［110］李安静.医院呼吸科病房通风空调系统设计分析［J］.建筑技术开发，2018（17）：35－36.

［111］姜海，朱楠.洁净病房净化空调系统设计重点及难点分析［J］.中国医院建筑与装备，2019（5）：21－22.

［112］张凤爱，张从丽，赵佳.某医院层流病房的洁净空调设计［J］.砖瓦世界，2018（13）：21－22.

［113］谢知坚.电梯困人、溜梯故障情况分析研究［J］.质量技术监督研究，2014（5）：27－31，47.

［114］马静.浅谈医院后勤物资管理的信息化建设［J］.理财周刊，2021（10）：102，104.

［115］贾娜.公立医院多院区后勤物资管理信息化模式探讨［J］.租售情报，2021（34）：94－96.

[116] 谭金京,江佳蔚.现代医院后勤通用设备管理标准化研究[J].大众标准化,2021(17)：237－239.

[117] 石峰华.谈医院后勤物资管理的信息化建设[J].中国航班,2022(10)：29－32.

[118] 赵彤光,冯涛,聂洪亮,等.医院后勤信息化管理平台在突发公共安全事件中的应用[J].中国当代医药,2022,29(15)：143－147,封3.

[119] 雷昶.数字化技术在医院后勤信息化建设中的应用研究[J].中国新通信,2022,24(12)：30－32.

[120] 李红炜.信息化背景下医院后勤管理模式改革研究[J].健康必读,2022(3)：259－260,262.

[121] 陈颖颖.浅谈医院后勤物资的信息化管理[J].消费导刊,2020(9)：282.

[122] 林鲁丽,陈海鸿,王继伟,等.如何利用信息技术加强医院后勤物资管理[J].中国卫生标准管理,2020,11(19)：1－2.

[123] 周莹.信息化建设对医院后勤物资管理工作的促进作用研究[J].企业文化(中旬刊),2019(3)：199.

[124] 王碧贤,陈作兵,卓里欣,等.医院后勤物资精益化管理的探索与实践[J].中华医院管理杂志,2019,35(3)：238－241.

[125] 杨波,贺明.医院后勤物资管理系统的设计与实现研究[J].数字通信世界,2022(12)：38－40.

[126] 吴珊珊,李欣,胡秋实,等.医院后勤物资智慧化管理的研究与实践[J].中国医院建筑与装备,2022,23(7)：26－30.

[127] 牟杨.大数据在后勤库存物资智能化管理系统中的应用[J].自动化与仪器仪表,2019(4)：233－236.

[128] 王文龙,王海龙,王烨,等.智慧医院建设背景下的后勤综合保障系统构建[J].电脑编程技巧与维护,2022(9)：144－147.

[129] 坤俞肖铭,樊存,郑萍,等.医院气体监测报警系统的实践与探索[J].现代医院,2020,20(1)：79－82,86.

[130] 张龙,赵佳.大型综合公立医院医用气体全托管实践与探索[J].医用气体工程,2018,3(4)：5－7.

[131] 王治川,马应全.智能管理在医用气体系统中的应用[J].医用气体工程,2018,3(4)：45－46.

[132] 韩朝旭,张培点,杨清春.从数据处理到知识转化在医用气体工程设计中的应用[J].医用气体工程,2018,3(2)：20－21.

[133] 陶长龙.智慧医院医用气体工程的设计[J].医用气体工程,2018,3(2)：12－14.

[134] 王进军,刘毅,钟健.关于医用气体工程的消防设计探讨[J].医用气体工程,2018,3(1)：1－4.

[135] 胡萍,袁国华.量本利分析在医院成本管理中的应用[J].中国卫生经济,2009(5)：122－125.

[136] 中国注册会计师协会.财务成本管理教材[M].北京：中国财政经济出版社,2011：489－520.

[137] 汤建凤.医院全成本核算中的本量利分析[J].财会月刊,2012(1)：51－53.

[138] 董星明.建立医院经营盈亏平衡分析模型的探讨[J].卫生经济研究,2010(8)：48－50.

[139] 吴强.本量利分析方法在医院全成本核算中的应用[J].中国卫生经济,2009(7)：73－75.

[140] 冷明祥.正确处理好医卫公益性与医保基础性的关系[J].南京医科大学学报(社会科学版),2012,12(5)：330－333.

[141] 薛琴,王岚,冷锴,等.量本利分析法在医院成本分析中的应用[J].南京医科大学学报(社会科学版),2013,13(4)：326－328.

[142] 陆辰铭,吴锦华,陈童,等.论精细化管理对医院后勤保障服务能力的提升效果[J].中国市场,2021(32)：106－107.

[143] 张海霞,崔学良,胡晓琪.精细化管理在医院后勤管理中的实践探究[J].财经界,2021(28)：80－81.

[144] 张静,赵斌.医院后勤服务标准化管理的研究与实践[J].中国医药导报,2017,14(22)：154－157.

[145] 赵多娇.创建一站式医院后勤管理服务模式的探索[J].中国医院建筑与装备,2019,20(8)：84－85.

[146] 田小飞.创建一站式医院后勤管理服务模式的探索[J].办公室业务,2018(10)：10,17.

[147] 杨亚静.如何构建有效的医院后勤管理体系[J].管理观察,2018(4):167-168.

[148] 唐丽.一站式医院后勤管理服务模式的创建对策探究[J].产业与科技论坛,2021,20(1):243-244.

[149] 魏传宇.大数据背景下医院信息化建设要点分析[J].电子元器件与信息技术,2022,6(4):92-95,99.

[150] 马斌,吴强,黄青,等.内部审计视角下医院重点领域内部控制建设要点分析[J].行政事业资产与财务,2023(11):64-67.

[151] 何华.传染病医院全生命周期绿色化建设环境保护要点探析[J].绿色建筑,2023(4):53-56.

[152] 林晓东.浅析医院核医学科项目竣工环保验收关注的重点问题[J].海峡科学,2022(2):11-12.

[153] 廖勇强,肖佑升,孔丽丽.基于医院污水处理的生物接触氧化法绿色工艺应用[J].绿色科技,2022,24(14):73-75,94.

[154] 黄斌.疫情防控应严防四类"次生风险"[N].中国财经报,2020-03-03(7).

[155] 中国环境报报社.十部门出台《医疗机构废弃物综合治理工作方案》将在全国范围内开展医疗废弃物专项整治行动[J].资源节约与环保,2020(2):6.

[156] 丛璐祎,范本芳,陈春霞.医疗垃圾规范收集处置的护理干预[J].实用临床护理学电子杂志,2020,5(6):154,174.

[157] 许超杰,樊祜玺,刘森,等.生态文明视域下基层医疗机构医疗垃圾管理现状及其影响因素研究[J].临床医药实践,2019,28(292):395-398.

[158] 刘茵.医疗废弃物数字化管理的现状分析[J].全科口腔医学电子杂志,2019(5):28,34.

[159] 张瑾,张海楠,高瑞,等.中小门医疗垃圾处理现状的调查及思考[J].临床医药实践杂志,2018,27(279):301-303.

[160] 张成福,党秀云.公共管理学[M].北京:中国人民大学出版社,2001:78-83.

[161] 荣玫.适应性管理在我国应急管理中的应用[J].发展研究,2009(8):78-81.

[162] 罗中华,云立新,张维,等.国家公立医院管理去行政化改革的思考[J].中医药管理杂志,2009,17(3):199-202.

[163] 沃伦·本尼斯,李士兴.领导者的七段历程[J].哈佛商业评论,2004(2):42-51.

[164] 朱永松,魏建军,罗蒙.市级医院后勤安全风险与管理[J].中国卫生资源,2013(5):339-341.

[165] 卫蕾,易利华JCI标准下医院后勤员工的安全管理实践[J].中国卫生质量管理,2016,23(4):15-16.

[166] 虎文燕,尹科.医院后勤安全风险分析及管理[J].中国卫生标准管理,2016,7(7):8-10.

[167] 谢磊,黄世清,杨扬.医院后勤应急保障体系建设[J].中国医院,2013(11):12-14.

[168] 杜勇庆.医院电梯安全管理中需要注意的问题[J].中国医院管理,2017(4):70-71.

[169] 扈志强,张福勇,刘利达.医院电气及动力系统安全智能管理平台在医院安全管理中的应用[J].中国卫生产业,2017(14):52.

[170] 方杰.浅谈医院后勤保障中的安全管理[J].中国医院建筑与装备,2017(10):82-83.

[171] 王越.医院后勤安全管理细节及风险控制管理[J].中国卫生产业,2018,15(27):29-31.

[172] 任斌,赵福占,娄苗,等.医院应急医疗救援物资快速响应管理系统的设计与实现[J].中国医疗设备,2023,38(4):102-106.

[173] 吴正煜,张骁,申晓亮,等.基于公共卫生突发事件的医疗物资应急保障模式研究[J].医疗卫生装备,2021,42(9):55-59,63.

[174] 姚红梅,丁凡,高婧媛,等.基于人机料法环测的新冠肺炎疫情防控医院应急管理实践[J].西安交通大学学报(医学版),2021,42(3):381-384,388.

［175］ 蒋琰,林薇,黄晨,等.疫情下急诊科应急物资管理模式的探索与实践[J].诊断学理论与实践,
2022,21(2)：212－215.

［176］ 叶家骏,肖南希,曹天生,等.城市区域医疗集团突发公共卫生事件应急反应系统构建[J].实用
预防医学,2022,29(9)：1141－1144.

［177］ 陈建华,刘仁勇.应急医药物资实物与产能混合储备研究[J].南华大学学报(社会科学版),
2021,22(6)：71－76.

［178］ 马小飞.基层突发公共卫生事件应急管理能力研究[J].中国应急救援,2020(5)：10－13.

［179］ 宋卫丽.新医改下医院档案管理的改进与完善思路解读[J].现代经济信息,2018(1)：119.

［180］ 官瑞霞,李冬盎.新医改下医院档案管理存在的问题和解决方法[J].中国卫生产业,2017,14(5)：
132－133.

［181］ 解锦红.浅析医院后勤档案管理的重要性[J].办公室业务,2012(21)：30.

［182］ 赵立新.谈新时期医院档案管理中的问题及改进措施[J].祖国,2017(12)：103.

［183］ 祝兴文.浅谈医院后勤档案管理的重要性[J].实用医技杂志,2020,27(11)：1547－1548.

［184］ 陈夔,崔鑫宇,朱方等.我国公立医院廉洁风险防控现状[J].解放军医院管理杂志,2021,28(3)：
296－300.

［185］ 刘欢,李冬.公立医院廉洁风险防控体系建设的创新思路[J].经济师,2020(12)：240,242.

［186］ 赵莹莹.公立医院廉洁风险防控管理研究[D].南宁：广西医科大学,2020.

［187］ 崔鑫宇,朱方,陈夔,等.融合医院信息系统的公立医院廉洁风险防控管理与应用[J].中国卫生
信息管理杂志,2019,16(6)：730－734.

［188］ 欧霞.新医改背景下公立医院廉洁风险防控管理体系建设研究[D].成都：西南交通大学,2018.

［189］ 侯占伟,靳建平,姚晶珊,等.医院后勤人力资源配置探讨[J].中国医院院长,2023,19(7)：86－88.

［190］ 贺彩丽,赵宏斌.细化管理在医院后勤人力资源管理中的应用效果研究[J].科技资讯,2023,21
(4)：236－239.

［191］ 易彬.卓越绩效模式运用于医院后勤人力资源管理中的价值评价[J].时代金融,2020(24)：
144－145.

［192］ 肖天辉,孙成月,肖天洁.浅谈公立医院后勤人力资源管理[J].中国医院建筑与装备,2020,21
(4)：69－70.

［193］ 赵辉.精细化管理在医院后勤人力资源管理中的应用[J].现代企业,2019(9)：25－26.

［194］ 立芮康.积极探索企业后勤管理工作新模式[J].经济管理研究,2022(4)：76－78.

［195］ 路芳王.企业人力资源绩效考核存在的问题及对策[J].财经与管理·国际学术论坛,2023(2)：
10－12.

［196］ 陈鼎祥,刘帮成,人工智能时代的公共部门人力资源管理：实践应用与理论研究[J].公共管理与
政策评论,2022,11(4)：38－51.

［197］ 海涛李.浅议事业单位人力资源管理[J].经济管理研究,2022(4)：94－95.

［198］ 何蓓.设计院培训体系建立策略及实践意义论述[J].工程学研究与实用,2022(3)：219－221.

［199］ 张新平,李妍,陈皓阳,等.疫情常态化防控背景下公立医院人力资源管理研究[J].卫生软科学,
2022,36(12)：60－63,84.

［200］ 徐宇韬,庄倩文.民营企业人力资源伦理评价体系构建研究[J].运筹与模糊学,2023(3)：1676－
1685.

［201］ 吕雯倩,周磊,郭万茹,等.基于智慧后勤驱动的风险预判系统在医院后勤管理中的应用[J].中
国数字医学,2022,17(5)：21－25.

[202] 陈亮,张为.后勤服务一站式报修模式的探讨与实践[J].江苏卫生事业管理,2014,25(2)：139-140.

[203] 王广亮,姜子骥,樊辉."一站式"管理系统在后勤工作中的应用[J].中国医院建筑与装备,2017,18(1)：84-85.

[204] 巴志强,郭启勇,郭锡斌,等.后勤保障"一号通"一站式服务模式的探索[J].现代医院管理,2013,11(3)：84-86.

[205] 朱萌.创建一站式医院后勤管理服务模式的探索[J].中国医药导报,2016,13(19)：152-155.

[206] 王越.医院后勤"一站式"服务管理的措施研究[J].中国卫生事业,2016,13(26)：107-109.

[207] 黄如春.医院后勤信息化管理的实践[J].江苏卫生事业管理,2013,24(1)：111-112.

[208] 杨晓慧.医院管理,让数据说话[J].中国医院院长,2017(24)：58-61.

[209] 李常生.医院后勤信息化管理的现状与发展情况分析[J].中国医疗器械信息,2016,22(8)：118-119,126.

[210] 裴勇,张桂蓉,谭大兵.大数据思维对医院后勤管理工作的启示[J].现代经济信息,2017(10)：17-18.

[211] 王才有.大数据时代的医院数据平台建设[J].中国医院,2016,20(1)：15-17.

[212] 陈梅,李文红,陈建平,等.基于精细化理念的医院后勤智能化管理系统建设[J].中国医院建筑与装备,2014,15(9)：37-39.

[213] 赖震.医院后勤设备智能化运维平台系统建设实践[J].江苏卫生事业管理,2018,29(5)：574-577,595.

[214] 王雷刚,李翠华,谢丽丽,等.医院一站式报修及后勤精细化管理的思考与实践[J].现代医药卫生,2018,34(14)：2268-2269.

[215] 裴勇.大数据背景下的一站式医院后勤信息管理系统建设实践与体会[J].中国医院建筑与装备.2019,20(10)：63-66.

[216] 吕雯倩,周磊,郭万茹,等.基于智慧后勤驱动的风险预判系统在医院后勤管理中的应用[J].中国数字医学,2022,17(5)：21-25.

[217] 李昕.智慧医院后勤数字化管理实践与研究[J].中国医院院长,2021,17(Z1)：80-83.

[218] 张昱.浅谈医院后勤社会化服务存在的问题及应对措施[J].中国市场,2021(10)：100-101.

[219] 谢磊,杨扬,邓刚,等.以指挥中心为核心的医院后勤服务模式建设[J].华西医学,2012,27(9)：1414-1416.

[220] 张志毅.新建医院智慧后勤运维(指挥)系统前期规划探讨[J].中国市场,2021(1)：107-108,117.

[221] 徐诚.上海市级医院后勤运维评价指标体系建设[J].中国医院建筑与装备,2020,21(2)：70-72.

[222] 徐蓉,高文君.关于公共卫生应急信息平台建设的思考[J].天津科技,2019,46(2)：29-31,36.

[223] 杨俊,汪宝林,王迪斌,等.预警机制在医疗设备管理中的应用[J].医疗卫生装备,2013,34(5)：122-124.

[224] 郭恩宇,高鹏,刘秋莲.医疗设备风险评估与安全管理[J].中国医学装备,2012,9(4)：36-38.

[225] 张建忠,李永奎,曹玲燕,等.国内外智慧医院建设研究[J].中国医院管理,2018,38(12)：64-66.

[226] 张建忠,李永奎,张艳,等.智慧医院项目的建设与运维管理研究[J].建筑经济,2018,39(6)：57-60.

[227] 互联网医疗健康产业联盟.5G时代智慧医疗健康白皮书[R].[2019-07]. https：//www.modb.pro/doc/53982.

[228] European Union. Smart Hospitals：Security and Resilience for Smart Health Service and Infrastructures[R].[2016-11]. www.enisa.europa.eu.

[229] 麦肯锡.未来已来：智慧医院发展之路[R].[2019-07-22]. www.mckinsey.com.cn.

［230］王凯.基于互联网＋BIM的智慧医院的展望与思考［J］.土木建筑工程信息技术,2017,9(4)：94－97.

［231］郭重庆."智慧医院"离我们还有多远［J］.清华管理评论,2019(12)：6－11.

［232］复旦医院后勤管理研究所.医院后勤院长实用操作手册［M］.上海：复旦大学出版社,2014.

［233］中国医院协会,同济大学复杂工程管理研究院.医院建设工程项目管理指南［M］.上海：同济大学出版社,2019.

［234］Li Y,Zhang Y,Wei J,et al. Status quo and future directions of facility management：a bibliometric-qualitative analysis［J］. Int J of Strategic Property Manag, 2019, 23(5)：354－365.

［235］爱分析.中国智慧医院行业报告［R］.［2019］.

［236］孙烨柯,许志远,徐云华,等.静态管理下非定点医院后勤管理实践探索与思考［J］.中国医院管理,2022,42(12)：99－101.

［237］陈得生.基于移动网络技术的医院后勤信息管理系统［J］.信息技术,2022(7)：160－164,170.

［238］项武.浅谈精细化管理在医院后勤设备管理中的运用途径［J］.中国设备工程,2022(17)：88－90.

［239］陆辰铭,韦娜,李娟.如何建立现代医院后勤管理体制模式［J］.中国科技投资,2022(26)：27－29.

［240］罗雯,程科威,罗乐.网格化管理在医院后勤中的实践经验与优化路径探索［J］.中国医院建筑与装备,2022,23(12)：67－70.

［241］韦娜,陈童,洪凭.基于智能化的医院后勤精细化管理实践［J］.中国卫生产业,2022,19(15)：65－68.

［242］曹荣波.大型综合医院后勤社会化管理的探索与实践［J］.品牌研究,2022(17)：67－70.

［243］杨波,何磊.医院综合运营管理系统在三甲医院后勤管理应用的研讨［J］.通讯世界,2022,29(1)：148－150.

［244］陆军.提高大型三甲医院后勤管理信息化水平的措施研究［J］.科教导刊-电子版(上旬),2022(5)：263－264.

［245］倪丽云,苏靓靓.公立医院后勤人力资源管理的研究分析［J］.江苏卫生事业管理,2022,33(12)：1598－1600.

［246］黄海燕.精细化管理对医院后勤保障服务能力的提高效果研究［J］.中国卫生产业,2022,19(20)：60－64.

［247］陆辰铭,成城,郭万茹.医院后勤管理存在的问题及对策［J］.中国科技投资,2022(29)：12－13,16.

［248］刘炎.标准操作规程在现代医院后勤管理中的应用［J］.中国科技纵横,2022(13)：148－150.

［249］杨涵淋,唐锦辉,肖万超,等.基于系统思维的多院区医院后勤一体化管理实践［J］.中国医院管理,2023,43(7)：89－91.

［250］马成瑜,袁复朝,贾勇.医院新院区后勤管理模式探究［J］.中国医院院长,2022,18(7)：74－75.

［251］李晶,邹佩琳,涂宣成,等.公立医院多院区一体化后勤管理模式探索与实践［J］.中国医院,2020,24(12)：11－13.

［252］中国现代医院管理智库学科建设与质量安全专委会.国家医学中心、国家区域医疗中心和省级区域医疗中心建设与发展的政策建议［J］.中国卫生人才,2022(9)：18－21.

［253］容榕,刘洪江,肖海鹏.基于战役学理念的国家医学中心建设实践与探索［J］.中国医院管理,2022,42(12)：96－98.

［254］潘锋.高水平国家医学中心建设极大促进区域优质医疗资源均衡布局［J］.中国医药科学,2023,13(6)：4－6.